临床骨创伤
与脊柱外科诊疗实践

LINCHUANG GUCHUANGSHANG
YU JIZHUWAIKE ZHENLIAO SHIJIAN

何万庆　等 主编

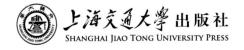
上海交通大学出版社
SHANGHAI JIAO TONG UNIVERSITY PRESS

内容提要

本书共8章。第一章是骨创伤与脊柱外科基础；第二章至第五章介绍了骨创伤与脊柱外科病历书写与临床基本检查，X线检查、计算机体层显像、磁共振成像等影像学检查，血液学检查，相关生物化学及免疫学检查，以及常用治疗技术；第六章至第八章详细论述了临床常见骨创伤与脊柱外科疾病，包括肱骨近端骨折、锁骨骨折、肱骨干骨折、肱骨远端骨折、股骨颈骨折、股骨干骨折、髌骨骨折、胫腓骨骨折、颈椎病、腰椎退行性疾病、强直性脊柱炎、脊柱骨折等。本书结构合理，层次分明，注重科学性、临床实用性的有机统一，对从事骨伤科临床诊疗医师具有一定指导作用。

图书在版编目（CIP）数据

临床骨创伤与脊柱外科诊疗实践 / 何万庆等主编
. --上海 ： 上海交通大学出版社，2020.12
ISBN 978-7-313-24145-0

Ⅰ．①临… Ⅱ．①何… Ⅲ．①骨损伤－诊疗②脊柱病
－外科学 Ⅳ．①R68

中国版本图书馆CIP数据核字（2020）第231021号

临床骨创伤与脊柱外科诊疗实践

LINCHUANG GUCHUANGSHANG YU JIZHUWAIKE ZHENLIAO SHIJIAN

主　　编：何万庆　等
出版发行：上海交通大学出版社　　　　　地　　址：上海市番禺路951号
邮政编码：200030　　　　　　　　　　 电　　话：021-64071208
印　　制：广东虎彩云印刷有限公司
开　　本：710mm×1000mm 1/16　　　　经　　销：全国新华书店
字　　数：230千字　　　　　　　　　　 印　　张：13.25
版　　次：2023年1月第1版　　　　　　　插　　页：2
书　　号：ISBN 978-7-313-24145-0　　　印　　次：2023年1月第1次印刷
定　　价：128.00元

编委会

主 编

何万庆　白阿朋　吴志勇　董　刚
朱建林

副主编

陈　鑫　张文舜　温　磊　郝胜利
王文龙　夏晓璐　李志远　毛任峰

编　委（按姓氏笔画排序）

王文龙　毛任峰　白阿朋　朱建林
刘玉龙　李志远　杨　召　吴志勇
吴新磊　何万庆　张文舜　陈　鑫
范东东　郝胜利　夏晓璐　董　刚
温　磊

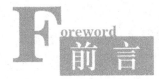

　　随着工业、交通方式及建筑事业高速发展，随之而来的工业意外事故、交通事故的发生率增加，骨创伤与脊柱外科患者数量也大幅增加，尤以重症患者增长率为高。创伤后遗伤残的增加，不仅会造成患者潜在寿命损失，而且留下的后遗症，影响了患者的日常生活能力和社会参与能力，严重降低了患者的生活质量，给患者带来极大痛苦，给患者家庭带来了沉重负担。

　　在众多类型的骨创伤与脊柱外科疾病中，骨折和脊髓损伤是其两大难点，也是在急性创伤中患者死亡和残疾的一个主要原因。近年来因为外伤和机动车事故，其病死率有上升趋势，并发症如畸形愈合、创伤性关节炎、气管过度刺激致心跳及呼吸骤停、外科手术致病情恶化、肺炎、多器官衰竭等又可造成患者病情加重甚至死亡。因此，作为骨科学三大主干学科之二，骨创伤与脊柱外科自20世纪末以来，在我国得到了快速发展。我国学者近年来在组织工程骨、软骨、血管、神经及肌腱的构建研究方面进展较快，在研究中，紧密结合骨创伤与脊柱外科临床实践，开展了系列设备、器械的革新及临床新业务、新技术的实施。同时，各亚专科相继制定了相关分类标准、治疗指南、临床评价标准，进一步规范了骨创伤与脊柱外科临床治疗及评估工作，有效推动了临床诊疗水平的提高。

　　虽然现阶段我国在骨创伤与脊柱外科研究领域取得了可喜可贺的进

展,总体上与国际先进水平相比,并不存在实质性的距离,许多先进技术已与国际同步开展,但鉴于我国研究起步较晚,专科诊疗技术尚未完全规范化、统一化,骨创伤与脊柱外科领域,在整体上与先进国家相比,仍存在一定的量性差距。为此,我们组织在各自岗位上担负着繁重临床、教学、研究任务的专家、学者,在阅读大量国内外最新专著和参考文献的基础上,编写了《临床骨创伤与脊柱外科诊疗实践》一书。

本书共8章。第一章至第五章介绍了骨创伤与脊柱外科基础、病历书写与临床基本检查、影像学检查、实验室检查、常用治疗技术;第六章至第八章详细论述了临床常见骨创伤与脊柱外科疾病。本书写作结构合理,层次分明,注重科学性、临床实用性的有机统一,总体上实现了骨创伤与脊柱外科理论与实践、局部与系统的高度结合,可以很好地提高骨创伤与脊柱外科临床工作者的专业理论水平和临床实践能力,对临床诊疗具有指导作用。

由于本书编写时间仓促,存在的错误及欠妥之处,恳请读者批评指正。

《临床骨创伤与脊柱外科诊疗实践》编委会
2020 年 1 月

Contents 目 录

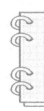

第一章　骨创伤与脊柱外科基础

第一节　骨的发生与发育

一、骨的胚胎发育

(一)骨的发生和细胞来源

在胚胎发育的最初几周,胚胎经过囊胚期和原肠胚期逐渐形成雏形,发生头、躯干和肢芽的外隆凸。内、外胚层间的间充质逐渐分化为可以进一步形成骨与软骨的结缔组织结构,其细胞密集部位可直接或间接转化为骨组织。不同部位的骨组织来源于不同的胚原细胞,如颅面骨骼源于外胚层的神经嵴细胞、中轴骨源于中胚层的生骨节细胞、骨的附件源于中胚层细胞。骨组织中的成骨性细胞来源于间充质干细胞,间充质干细胞经过非对称性分裂、增殖,分化为各种类型的间充质前身细胞,最后形成成骨细胞、成脂肪细胞、成软骨细胞、成肌细胞和成纤维细胞。而破骨细胞来源于造血干细胞。

(二)骨生成的分期及类型

骨的发生和生长是同时进行的,骨的生成常通过以下过程完成:①由间充质分化而来的结缔组织细胞进一步分化形成骨骼雏形。②已分化的软骨母细胞和骨母细胞进一步有丝分裂。③增加骨样和软骨样组织细胞外结构蛋白的合成。④增加细胞内水的摄取。⑤在软骨膜和骨样期,增加细胞外基质形成量。⑥细胞的凋亡与替代。

1.骨生成的分期

(1)胚胎细胞向骨骼生成部位移行期。

(2)上皮细胞-间充质细胞相互作用期。

(3)致密体形成期。

(4)成软骨细胞和成骨细胞分化与增殖期。

2.骨生成的类型

(1)软骨内成骨。

(2)膜内成骨。

由软骨雏形发育成骨骼的过程称为软骨内成骨,它不仅是骨骼生成的方式,还是出生后个体骨构塑和骨折修复的重要方式之一。膜内成骨过程无软骨胚基的参与,直接由骨化中心的间充质细胞致密化转型为成骨细胞而形成骨组织。

二、软骨与骨的形成

(一)软骨组织的发生及生长

在胚胎第 5 周,间充质细胞在将要形成软骨的部位密度增大,细胞突起消失分化为一种大而圆的成软骨细胞,形成软骨形成中心。随着成软骨细胞的生长,其产生的基质和纤维增加并包绕细胞,细胞被分隔在各自的陷窝内,分化为成熟的软骨细胞。软骨形成中心周围的间充质组织则进一步分化为软骨膜。

软骨的生长可有两种方式并存。

1.软骨膜下生长

软骨膜下生长又称为附加性生长。软骨膜内由间充质细胞分化而来的骨原细胞(也称骨祖细胞)不断地分裂、增殖,进一步分化为成熟的软骨细胞。软骨膜下生长方式使软骨逐层增厚。

2.软骨内生长

软骨内生长又称为间质性生长。表层新生的软骨细胞逐渐由周边迁移到深层,细胞体积逐渐增大,彼此距离渐远,同时软骨细胞在软骨深层进一步分裂,新生的细胞聚集成群,形成同源细胞群,细胞基质和纤维也不断增加,从而使软骨不断地在内部长大、增长。

(二)骨组织的发生及生长

胚胎第 7 周,骨组织开始出现。骨的发生和生长有膜内成骨和软骨内成骨两种方式,软骨内成骨含有与骨膜平行生长的膜内成骨。

1.膜内成骨

额骨、顶骨、面骨及锁骨等一些扁骨是以膜内成骨的方式发生。膜内成骨由含骨原细胞的结缔组织膜直接骨化而成,具体是在将要形成骨的部位血管增生,继而间充质细胞在此聚集、分裂、增生成膜状骨化中心,这些间充质细胞不断分化为骨原细胞,再由骨原细胞分化为成骨细胞。成骨细胞不断产生、分泌纤维和基质,也称类骨质,随后成骨细胞逐渐被类骨质包埋而成为骨细胞。类骨质内大量骨盐沉着而转变为骨质,骨质的表面始终保留有少量的骨原细胞,可不断分化为成骨细胞。成骨细胞在内外骨膜之间、松质骨表面不断成骨,形成密质骨,并不断地使骨组织增厚;而破骨细胞在骨的内面溶解吸收已形成的骨组织,以适应骨的发育和重塑。

2.软骨内成骨

软骨内成骨由间充质先形成软骨雏形,然后软骨不断生长并逐渐被骨所替换,在软骨内成骨过程中多伴有膜内成骨现象。颅底、躯干、四肢等主要部位以此方式发生。现以长骨的发生为例说明软骨内成骨的过程。

(1)软骨雏形的形成:胚胎时期,间充质细胞在将要形成长骨的部位分化为骨原细胞,骨原细胞进一步分化为软骨细胞,并逐渐形成与长骨形状大致相似的透明软骨,形成软骨雏形,其外被覆软骨膜。

(2)骨领形成:在软骨雏形的中段软骨膜下,深层的骨原细胞分化成为成骨细胞,并在一定的条件下以膜内成骨的方式形成薄层原始骨组织。这层骨组织在软骨膜深层包绕软骨雏形,犹如领圈状,故称为骨领。骨领形成后,其表面的软骨膜即为骨外膜。

(3)初级骨化中心形成:在骨领形成的同时,骨外膜血管和间充质细胞侵入,其中的间充质细胞分化为骨原细胞和破骨细胞,形成初级骨化中心,开始造骨。软骨雏形中央的软骨细胞停止分裂,并逐渐成熟、肥大、退化,细胞间质也逐渐钙化,骨原细胞不断地分化为成骨细胞,这些成骨细胞在钙化的软骨基质表面成骨,使软骨雏形不断加长。

(4)骨髓腔的形成:初级骨化中心所形成的骨组织均是原始骨组织,为针状或薄片状骨小梁互相连接形成的原始松质骨。骨干内的成骨细胞在不断成骨的同时,骨小梁也逐渐被破骨细胞所破坏、重吸收,使骨干中央形成仅有血管和骨髓样组织的大腔,即骨髓腔。与此同时,骨干的外表面也不断地以膜内成骨的方式成骨,使骨干不断增粗,而骨干的内表面则不断地被破骨细胞破坏、重吸收,使骨髓腔进一步增宽、加大。

(5)次级骨化中心出现与骺板的形成:在骨发生和生长的过程中,长骨两端骨骺部的软骨内又先后出现新的骨化中心,称为次级骨化中心。次级骨化中心大多在出生后出现,但是不同部位骨的次级骨化中心出现的时间不同,即使同一长骨两端的次级骨化中心出现的时间也不尽相同。

次级骨化中心出现之后,软骨雏形中骨骺和干骺端之间保留的软骨层称为骺板,它是长骨增长的基础。骺板内的软骨细胞不断地增殖、生长,又不断地分泌软骨基质,细胞间质钙化;同时,初级骨化中心也不断向两端扩展,破骨细胞不断破坏、吸收钙化的软骨,而成骨细胞也不断产生类骨质并钙化为骨质,共同使骨干不断加长。因此,在骺板和骨干之间可以发现存在有软骨静止状态、软骨增殖状态、软骨基质钙化,以及形成类骨质并被钙化为骨质这样一个软骨被骨质替换的连续现象。

正常情况下,骨的长度增长主要是通过骺板软骨向两端生长来实现,软骨增长的速度与软骨破坏、成骨的速度保持相对平衡,骺板的厚度相对恒定。

三、影响骨生长发育的原因

骨组织是一个新陈代谢很活跃的组织,它贯穿了人的整个生命过程。从儿童到发育成熟,骨的生长速度是不同的,身体各部分骨骼生长发育的速度也不尽相同。骨的生长发育速度取决于骨骺板软骨细胞增殖的速度,又受原始软骨细胞的素质、遗传基因、营养状态、维生素、内分泌、矿物质代谢、肾功能状态、应力,以及血液循环等多方面因素的影响。

(一)原始软骨细胞因素

随着现代科学的发展,超微结构生物化学研究发现,在发育不良软骨的软骨细胞中存在软骨基质蛋白聚糖和胶原成分的改变。原始软骨细胞的结构缺陷导致了各种类型的侏儒发生,而一些所谓的生长发育畸形,也是存在原始结构缺陷基础的。

(二)维生素因素

1.维生素 A

维生素 A 与软骨细胞的生长、成熟、退变,以及软骨细胞基质蛋白聚糖的合成和分解有关。维生素 A 缺乏会影响软骨细胞的发育,影响骨的塑造。维生素 A 过多会影响软骨基质的形成,而在维生素 A 中毒后,软骨细胞则会产生一种可溶性硫酸黏多糖,它取代正常的硫酸软骨素,引起软骨基质溶解,从而使生长区丧失抗矿化能力而过早矿化,结果导致骨骺在发育未成熟前就提早闭合,终止了骨骺的纵向生长能力,造成短肢与畸形。

2.维生素 D

维生素 D 是体内维持正常钙、磷代谢所必不可少的一种物质。在生长发育阶段,骨的矿化作用很活跃,身体对维生素 D 的缺乏反应也最为敏感。若维生素 D

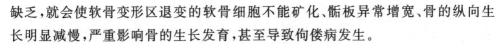

缺乏,就会使软骨变形区退变的软骨细胞不能矿化、骺板异常增宽、骨的纵向生长明显减慢,严重影响骨的生长发育,甚至导致佝偻病发生。

3.维生素C

维生素C与骨胶原组织、骨样组织的形成有密切的关系,当维生素C缺乏时,不仅新骨的形成受到影响,而且还容易引起骨骺早闭现象。

(三)内分泌因素

1.垂体生长素

垂体生长素直接影响软骨细胞的活力,影响软骨内成骨。在骨骺闭合前,如果垂体功能亢进,就会生长过度,出现巨人畸形。相反,如果垂体功能低下,则会出现垂体性侏儒。

2.甲状腺激素

甲状腺素不仅能够促进骺板软骨细胞成熟、肥大和退化凋亡,还能促进骨骼中钙的代谢。当甲状腺功能低下时,则会出现明显的软骨化骨障碍、骨骺的次级骨化中心延缓出现和骨龄明显落后于实际年龄等现象。

3.甲状旁腺激素

甲状旁腺激素通过反馈机制调节体内钙的含量,血钙水平的高低受甲状旁腺激素的直接影响。甲状旁腺激素增多可引起骨溶解,释放骨钙入血,若血钙仍不能上升到正常水平,则会进一步激发破骨细胞的溶骨作用,使血钙恢复到正常水平。

4.降钙素

降钙素的主要生理作用是抑制破骨细胞对骨的吸收、减少骨盐溶解,同时促进骨骼对钙的吸收,使血钙含量减少。在生理情况下,骨不断摄取血钙以供类骨质矿化过程所需,降钙素刺激成骨细胞分泌类骨质,并促使钙沉积于类骨质。

5.性激素

性腺和肾上腺皮质分泌的性激素都有促进成骨细胞合成代谢的作用,故与骨的生长和成熟有关。当雌激素不足时,成骨细胞处于不活跃状态,而破骨细胞的活动性则相对增强,往往会出现骨组织重吸收过多的失骨现象。雄激素则有促进骨样组织形成的作用,若骨样组织的形成速度超过了软骨细胞的增殖速度,则会引起骨骺过早闭合,使纵向生长停止。

6.糖皮质激素

肾上腺皮质分泌的糖皮质激素,既会抑制小肠对钙的吸收,又会抑制肾小管对钙的再吸收,从而对骨的形成产生影响。

(四)细胞因子因素

1.表皮生长因子

在骺板的内皮细胞中存在有表皮生长因子,它能够刺激细胞复制、抑制胶原合成和碱性磷酸酶的作用。在骨折损伤期间,表皮生长因子的激活可促进骨形成和骨折愈合。

2.成纤维细胞生长因子

成纤维细胞生长因子可以促进软骨细胞的再生和新血管的形成。

3.转化生长因子-β

转化生长因子-β家族由各种各样的生长因子组成,由成骨细胞产生。新产生的转化生长因子-β是一种无生物活性的复合物,主要储存于骨基质中,在破骨细胞作用下激活成为有效的转化生长因子-β,具有抑制破骨细胞形成的作用,同时还具有激活成骨细胞骨形成的作用。因此,转化生长因子-β被认为是生理性骨重塑过程中的骨吸收与骨形成的偶联因子。

(五)肾血管因素及应力负荷因素

肾血管、肾小管功能不良所引起的肾衰竭,必将影响体内钙、磷的代谢平衡,进而影响到骨的矿化过程。应力及负荷因素也会影响骨的正常生长和发育,骨在生理负荷刺激下会有利于骨的生长发育,然而,若骨的负荷超载、给予异常的应力,或给予异常的软组织张力均会影响骨的正常生长和发育,甚至会引起骨骼发育畸形。

(六)其他因素

血液循环障碍。骨的主要滋养血管循环障碍,特别是骨骺与干骺端的血液循环障碍均会影响骨的正常生长发育。感染、外伤及某些骨骺疾患是造成局限性骨生长发育障碍的主要原因,感染可直接造成感染局部骨组织或骨骺的破坏。小儿骨骺损伤若处理或治疗不当,往往会直接导致骨骺过早闭合,影响骨骺的生长发育。

第二节　骨的组织结构与血液供应

一、骨的细胞

骨组织结构中存在 4 种细胞成分：骨原细胞、成骨细胞、骨细胞和破骨细胞。其中以骨细胞最为多见，位于骨质内，其他细胞均位于骨质的边缘。

(一)骨原细胞

骨原细胞又名骨祖细胞、前成骨细胞或前生骨细胞，是一种幼稚的干细胞，来源于间充质，是具有细小突起的扁平细胞，有圆形或椭圆形的核，其染色质颗粒匀细，胞质含量较少，仅含少量核蛋白体及线粒体。骨原细胞具有再增殖和分化的能力，分布于骨小梁游离面、骨膜最内层、哈弗斯管内衬、骺板处软骨基质小梁及毛细血管外周等处，当骨组织生长或重建时，它能增殖、分化为成骨细胞。当然，骨原细胞具有多向分化潜能，分化取向取决于所处部位和所受刺激性质。

(二)成骨细胞

成骨细胞常见于生长期的骨组织中，大都聚集在新形成的骨质表面，是由骨内膜和骨外膜深层的骨原细胞分化而成。成骨细胞较大，呈柱状或椭圆形，细胞核呈圆形，核仁明显。电镜下，可见细胞质内含大量的粗面内质网和发达的高尔基复合体。成骨细胞以突起互相连接，并与骨细胞突起相接。

成骨细胞的主要功能是合成和分泌骨基质的有机成分，促使骨质矿质化和调节细胞外液与骨液间电解质的流动作用。主要功能表现：①产生胶原纤维和无定形基质形成类骨质。②分泌骨钙蛋白、骨粘连蛋白和骨唾液酸蛋白等非胶原蛋白，促使骨组织的矿化。③分泌一些细胞因子，调节骨组织的形成和吸收。

成骨细胞经历增殖、分化、成熟、矿化等各个阶段后，被矿化骨基质包围或附着于骨基质表面，逐步趋向凋亡或变为骨细胞。细胞因子、细胞外基质和各种激素都能诱导成骨细胞的凋亡，另外，骨形态生成蛋白、甲状旁腺激素、糖皮质激素、性激素等也参与成骨细胞凋亡过程的调节。成骨细胞通过这个凋亡过程来维持骨的生理平衡，它是参与骨生成、生长、吸收及代谢的关键细胞之一。

(三)骨细胞

1.骨细胞的形态

骨细胞呈多突形，胞体扁平椭圆，突起多而细长，相邻细胞突起借缝隙连接相连。胞体居于细胞间质中,胞体所占空间称为骨陷窝,而其细胞突起所占空间称为骨小管,各骨陷窝借骨小管彼此互相沟通。电镜下,细胞质内含少量的线粒体、高尔基复合体和散在的粗面内质网。骨陷窝及骨小管内含有组织液,具有营养骨细胞和排出代谢产物的功能。

2.骨细胞的功能

骨细胞是骨组织中的主要细胞,它是在成骨细胞谱系中最为成熟和终极分化的细胞。骨细胞不但参与骨的形成与吸收,而且在传导信号以及在骨更新修复过程中也起重要作用。

(1)骨细胞性溶骨和骨细胞性成骨:骨细胞可主动参与溶骨过程,并受甲状旁腺激素、降钙素和维生素 D_3 的调节,以及机械性应力的影响。骨细胞在枸橼酸、乳酸、胶原酶和溶解酶的作用下引起骨细胞周围的骨质吸收,使骨陷窝扩大,骨陷窝壁粗糙不平,即骨细胞性溶骨。骨细胞性溶骨也可发生类似破骨细胞性骨吸收,使骨溶解持续地发生在骨陷窝的某一端,从而使多个骨陷窝融合。当骨细胞性溶骨结束,成熟骨细胞又可在降钙素的作用下进行继发性骨形成,使骨陷窝壁增添新的骨基质。生理情况下,骨细胞性溶骨和骨细胞性成骨是反复交替的,即平时维持骨基质的成骨作用,而在机体需提高血钙时,又可通过骨细胞性溶骨活动从骨基质中释放 Ca^{2+} 入血。

(2)参与调节 Ca^{2+}、P^{3+} 平衡:除了通过溶骨作用参与维持血钙、血磷的平衡外,骨细胞还具有转运矿物质的能力。骨细胞可能通过摄入和释放 Ca^{2+} 和 P^{3+},以及骨细胞间的连接结构进行离子交换,参与身体调节 Ca^{2+} 和 P^{3+} 的平衡。

(3)感受力学信号:骨细胞遍布骨基质,并构成庞大的网样结构,成为感受和传递应力信号的结构基础。

(4)合成细胞外基质:成骨细胞被基质包围后,逐渐转变为骨细胞。骨细胞合成细胞外基质的细胞器逐渐减少,合成能力也逐渐减弱;但是,骨细胞还能合成骨桥蛋白、骨粘连蛋白以及Ⅰ型胶原蛋白等少部分行使功能和生存所必需的基质。

(四)破骨细胞

1.破骨细胞形态

破骨细胞数量较少,分布在骨质表面,它是一种多核大细胞,一般可含有6~50个细胞核,细胞质呈泡沫状。电镜下,破骨细胞是由皱褶缘、清亮区、小泡和空泡区、细胞的基底部等4个胞质区域构成的具有极性的细胞,细胞质内含大量

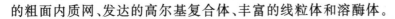

的粗面内质网、发达的高尔基复合体、丰富的线粒体和溶酶体。

2.破骨细胞的功能

破骨细胞的主要功能为骨吸收,在形态学上其骨吸收结构由两部分组成。一是皱褶缘,是在破骨细胞表面与骨基质相连处的结构,呈刷状或横纹状,由凹进和突出的胞质形成。骨吸收装置的另一部分为清亮区,该区也位于与骨基质相连的细胞膜上,表面光滑,外形与其附着的骨基质边缘轮廓一致。骨吸收的最初阶段,破骨细胞移动活跃,细胞分泌的有机酸使骨矿物质溶解和羟基磷灰石分解,接下来就是骨的有机物质的吸收和降解。在整个有机物质和无机矿物质的降解过程中,破骨细胞与骨的表面是始终紧密结合,持续将基质中的钙离子转移至细胞外液。但是,破骨细胞产生的一氧化氮对骨吸收过程具有抑制作用,同时也有减少破骨细胞的数量的作用。

二、骨的基质

骨组织的细胞间质又称为骨基质,它由有机成分及无机成分组成。有机成分是由成骨细胞分泌的大量胶原纤维和少量基质所构成,约占密质骨重量的24%。无机成分主要为钙盐,其化学结构为羟基磷灰石结晶,约占密质骨重量的75%。骨盐含量随年龄的增长而增加。有机成分主要使骨质具有韧性,而无机成分使骨质坚硬。

(一)有机质

骨中的有机质90%~95%为胶原纤维,其他10%为无定形基质,主要为蛋白多糖及脂类。

1.胶原纤维

人体的胶原纤维大约50%存在于骨组织中,它是包埋在含有钙盐基质中的一种结晶纤维蛋白原,是骨与软骨中主要的蛋白成分,它对骨与软骨的体积、形状和强度有着重要的作用。胶原分子合成是在成纤维细胞、成骨细胞和成软骨细胞内完成的,其中的骨胶原主要为Ⅰ型胶原蛋白,而软骨胶原主要为Ⅱ型胶原蛋白。

2.无定形基质

无定形基质是一种没有固定形态的胶状复合质,仅占骨有机质的10%左右,其主要成分是蛋白多糖和蛋白多糖复合物。蛋白多糖是一类由氨基酸聚糖和核心蛋白所组成的化合物,主要存在于软骨,而骨组织中主要为糖蛋白。蛋白多糖和糖蛋白对钙有较高的亲和力,骨形态生成蛋白具有诱导成骨的作用,能使间充质干细胞转化为软骨细胞或成骨细胞,从而促进骨的愈合。无定形基质中的脂质约占骨组织有机物的 0.1%,主要为游离脂肪酸、磷脂类和胆固醇等,在骨的生长代谢过程中也起一定的作用。

(二)无机质

无机质即骨矿物质,又称骨盐,占干骨重量的 65%~70%。骨盐中 95% 是钙、磷固体(一种结晶度很差的羟基磷灰石)。磷酸钙是最初沉积的无机盐,以非晶体形式存在,占成人骨无机质总量的 20%~30%。

骨骼中的矿物质晶体与骨基质的胶原纤维之间存在十分密切的物理-化学和生物化学-高分子化学结构功能关系。正常的羟基磷灰石形如长针状,大小较一致,有严格的空间定向,倘若羟基磷灰石在骨矿化前出现空间定向与排列紊乱,骨的矿化过程即可发生异常,同时也会使骨基质的代谢出现异常。

三、骨的组织结构

骨的组织结构是由不同排列方式的骨板所构成,其表现形式为松质骨、密质骨以及骨膜。

(一)松质骨

松质骨多分布在长骨的骨骺部,由片状和(或)针状的骨小梁连接而成,骨小梁之间的间隙相互连通,并与骨干的骨髓腔直接相通,腔隙内可见红骨髓及血管。松质骨的骨小梁由成层排列的骨板和骨细胞所组成,骨小梁的排列方向与其承受的压力和张力曲线大体一致,将所承受的压力均等传递,变成分力,从而减轻骨的负荷。

(二)密质骨

密质骨多分布在长骨骨干,由不同排列方式的骨板组成。骨板排列方式有以下 4 种。

1.外环骨板

外环骨板环绕于骨干表面并与表面平行排列,约有数层或十数层,排列较为整齐。外环骨板的外面与骨膜紧密相接,其中可见横向穿行的管道,称为穿通管,又称为福尔克曼管,骨外膜的小血管借此管道进入骨内。

2.内环骨板

内环骨板环绕于骨干的骨髓腔表面,仅由少数几层骨板组成,排列不如外环骨板平整。内环骨板表面衬以骨内膜,后者与被覆于松质骨表面的骨内膜相连续。内环骨板中也有穿通管穿行，管中的小血管与骨髓血管相通连。从内、外环骨板最表层的骨陷窝发出的骨小管，一部分伸向骨质深层，与深层骨陷窝的骨小管通连；另一部分伸向骨质表层，终止于骨和骨膜交界处。

3.哈弗斯骨板

哈弗斯骨板介于内、外环骨板之间，是骨干密质骨的主要部分。10～20层的哈弗斯骨板以哈弗斯管为中心，呈同心圆排列，每层骨板的平均厚度为 3 μm，并与哈弗斯管共同组成哈弗斯系统，又称为骨单位。哈弗斯管也称为中央管，内有血管、神经及少量的结缔组织。

哈弗斯系统并不总是呈单纯的圆柱形，它可有许多分支互相吻合，具有复杂的立体构型，因此，可以见到由同心圆排列的骨板围绕着斜行的中央管。中央管之间还有斜行或横行的穿通管互相连接，但穿通管周围没有同心圆排列的骨板环绕，据此特征可区别穿通管与中央管。

哈弗斯管长度为 3～5 mm，直径因各骨单位而异，内壁衬附一层结缔组织，其中的细胞成分随着每一骨单位的活动状态而各有不同。在新生的骨单位内多为骨原细胞，而被破坏的骨单位内则有破骨细胞。最新在骨外膜或骨内膜表面形成的骨单位，或在松质骨内形成的骨单位，称为初级骨单位。初级骨单位常见于未成熟骨，随着年龄增长，初级骨单位相应减少。次级骨单位，或称继发性哈弗斯系统，与初级骨单位相似，是初级骨单位经过改建后形成的骨结构。

4.间骨板

间骨板为填充在骨单位之间的一些不规则的平行骨板。它是骨生长和改建过程中哈弗斯骨板被溶解吸收后的残留部分，由一些旧的未被吸收的骨单位或外环骨板的残留部分组成。间骨板大小不等，呈三角形或不规则形，虽然也由平行排列骨板构成，但大都缺乏中央管结构。间骨板与骨单位之间有明显的黏合线分界，黏合线是由骨盐和少量胶原纤维形成的一种折光性较强的轮廓线。伸向骨单位表面的骨小管，都在黏合线处折返，不与相邻骨单位的骨小管通连，使得同一骨单位内的骨细胞只能接受来自其中央管的营养供应。

(三)骨膜

骨膜是由致密结缔组织组成的纤维膜，除关节面以外，骨的内、外表面均被覆有骨膜，分别称为骨内膜和骨外膜。

1.骨内膜

骨内膜是一含细胞的结缔组织薄层。除衬附在骨髓腔面以外，也衬附在中央管内，以及骨松质的骨小梁表面。骨内膜中的细胞也具有成骨和造血功能，还有形成破骨细胞的可能。成年后的骨内膜细胞呈不活跃状态,若遇有骨损伤时,可恢复造骨功能。

骨膜的主要功能是营养骨组织,为骨的修复或生长不断提供新的成骨细胞。骨膜具有成骨和成软骨的双重潜能,临床上利用骨膜移植,已成功地治疗骨折延迟愈合或不愈合、骨和软骨缺损、先天性腭裂和股骨头缺血性坏死等疾病。骨膜内有丰富的游离神经末梢,能够感受痛觉。

2.骨外膜

骨外膜一般分为浅、深两层:①浅层是一层薄的、致密的、排列不规则的结缔组织,含有成纤维细胞、粗大的胶原纤维束,尚有血管和神经在纤维束中穿行。部分粗大的胶原纤维束向内穿入环骨板,亦称穿通纤维,这些纤维将骨膜牢牢地固定在骨面上,特别是肌与肌腱附着处。②深层为骨外膜的内层,也称新生层或成骨层,主要由多功能的扁平梭形细胞组成,有丰富的弹力纤维,而粗大的胶原纤维较少。骨外膜深层与骨质紧密相连,随着年龄和功能活动不同在结构上不断变化。胚胎时期或幼年时期,由于骨骼生长迅速,内层的细胞数较多,且功能甚为活跃,它直接参与骨的生长,很像成骨细胞。成年期骨外膜深层细胞呈稳定状态,变为梭形,与结缔组织中的成纤维细胞很难区别。当骨质受损后,这些细胞又可恢复造骨能力,变为典型的成骨细胞,参与新骨的形成。在骨的生长期,骨外膜很容易剥离,但在成年后,骨外膜与骨附着牢固、不易剥离。

四、骨的血液供应及回流

骨的血供对于维持骨的生长、重建及生理功能十分重要,在骨受到损伤后,骨损伤局部的血供状况将影响骨的修复以及骨损伤的预后。

(一)血液供应

长骨的血供来自 3 个方面:①骨端、骨骺和干骺端的血管;②进入骨干的营养动脉(常有 1～2 条);③骨膜的血管。进入骨干的营养动脉分为两个大的分支,即升支和降支,每支又分为许多细小的分支,其中 70% 进入骨皮质,30% 进入髓内血窦。升支和降支的终末血管为长骨的两端供血,并与骨骺和干骺端的血管形成吻合。起源于髓内营养动脉的皮质小动脉,呈放射状直接进入骨皮质,或以 2～6 支小动脉为一束的形式进入骨皮质。这些小动脉进一步分支,部分沿骨的长轴纵向延伸,另一部分呈放射状走行,最终在骨单位形成毛细血管。另外,还有一些小动脉在进入骨皮质后又穿出骨皮质,与骨膜的小动脉相吻合,在局部形成动脉网。髓腔内的一些小动脉形成髓内毛细血管,负责骨髓的血供。

中央管内常常存在两条管壁很薄的血管,即一条较细的动脉和一条稍粗的静脉,两者形成两个方向的血流,但也有只存在一条毛细血管的情况。

(二)骨血流量及其调节

1.骨循环的生物力学

骨髓内存在的固有压力高于骨髓外毛细血管压力,通过这个驱动压压力差可驱使血流向骨皮质;骨髓腔在心脏搏动时会产生 1.07～1.33 kPa(8～10 mmHg)的搏动压,每一次心脏搏动将会增加骨的离心血流量;肌肉间隔内的静脉存在丰富的静脉瓣,肌肉收缩可以使静脉排出血液,同时静脉瓣可阻止血液倒流,随着肌肉收缩活动可通过"肌肉泵"将血液从骨泵回心脏。

2.骨的血流量

成人在休息状态时骨内的血流量约占心排血量的20%。

3.骨内血管的神经体液调节

骨和骨膜由交感神经和感觉神经支配。骨内血管存在肾上腺素能受体。缩血管神经活性物质包括酪氨酸羟化酶、神经肽Y等,扩血管神经活性物质包括降钙素基因相关肽、血管活性肽及P物质等。值得注意的是骨内血管对缩血管神经活性物质比较敏感,而对扩血管神经活性物质相对不敏感。另外,骨内一氧化氮也可引起血管扩张反应,但长时间缺血再灌注可明显减少一氧化氮的释放。

(三)静脉回流

骨的静脉系统比动脉系统体积大6～8倍,骨的静脉血最终通过骨膜静脉、骨干营养静脉和干骺端静脉回流。长骨的静脉血大部分汇入骨膜静脉丛,少部分汇入骨的干骺端静脉,另有5%～10%的静脉血汇入骨干营养静脉。长骨髓腔内有一个较大的中央静脉窦,接受横向分布的静脉血液,这些血液来自骨髓的毛细血管床(即血窦),中央静脉窦的静脉血经骨干营养静脉回流。

第三节 肌肉、神经的构造和生理

一、骨骼肌的构造与功能

全身骨骼肌有600多块,约占体重的40%,分布于头、颈、躯干和四肢。骨骼肌多附着于骨,与其辅助装置共同组成身体的运动系统。

(一)骨骼肌的构造

骨骼肌由肌腹和肌腱两部分构成。肌腹位于肌的中部,由肌纤维(又称肌细胞)组成,是肌的主体部分,具有收缩功能。整块肌的外面由结缔组织肌外膜所包裹,肌外膜发出的纤维隔伸入肌腹将肌腹分隔并包裹成若干肌束,包裹肌束的结缔组织称为肌束膜。神经、血管和淋巴管随着结缔组织深入肌纤维之间,肌外膜和肌束膜向两端融合于肌腱。肌腱位于肌的端侧,一端附着于骨,而另一端连接肌腹。肌腱主要由胶原纤维束构成,色白而坚韧。肌腱虽无收缩功能,但可抵抗较大的张力。阔肌的肌腹和肌腱都呈膜状,故其肌腱称为腱膜。

(二)骨骼肌的形态

骨骼肌的形态各异,大致可分为长肌、短肌、阔肌、轮匝肌四种基本类型。

此外,根据肌的长轴与肌束方向的不同可分类如下。

(1)与肌束方向平行的梭形肌和菱形肌。

(2)半羽状排列的半膜肌、指总伸肌。

(3)羽状排列的股直肌。

(4)多羽状排列的三角肌、肩胛下肌。

(5)放射状排列的斜方肌等。

(三)骨骼肌的辅助装置

骨骼肌的辅助装置包括筋膜、滑膜囊和腱鞘等。这些辅助装置具有保持肌肉位置、协助肌肉运动、减少运动摩擦等功能。

1.筋膜

筋膜又分为浅筋膜和深筋膜。浅筋膜位于真皮之下,由疏松结缔组织构成,内含浅动脉、浅静脉、淋巴结、淋巴管和皮神经等结构,浅筋膜对以上组织结构具有一定的保护作用。深筋膜位于浅筋膜的深面,由致密结缔组织构成,包裹肌肉、深部血管、神经束和内脏器官等结构。

2.滑膜囊

滑膜囊位于肌腱与骨面之间,为结缔组织的薄壁小囊,内含滑液。滑膜囊大多独立、封闭,但也有滑膜囊与邻近的关节腔相通。滑膜囊的主要功能是减少肌腱与骨面之间的摩擦。

3.腱鞘

腱鞘是包绕在肌腱外的鞘管,多位于活动性较大的腕、踝、手指和足趾等处。

腱鞘由纤维层与滑膜层两部分构成,纤维层位于腱鞘外层,有约束肌腱的作用;滑膜层包括包绕肌腱的脏层和紧贴纤维层内面的壁层,两层之间含有少量滑液,肌腱可以在鞘内自由滑动。

(四)骨骼肌的作用

骨骼肌在骨与关节的协同下,通过收缩和舒张完成各种躯体运动,其基本运动形式如下。

(1)平衡杠杆运动,如仰头和低头时寰枕关节的运动。

(2)省力杠杆运动,如起步抬足跟时踝关节的运动。

(3)速度杠杆运动,如举重物时肘关节的运动。

二、神经组织的构造与功能

神经系统是人体结构和功能最复杂的部分,可分为中枢神经系统和周围神经系统。中枢神经系统包括脑和脊髓,周围神经系统包括脑神经和脊神经。周围神经又根据其分布部位的不同分为躯体神经和内脏神经。在周围神经系统中,躯体神经和内脏神经都有感觉神经纤维和运动神经纤维成分,分别称为感觉神经和运动神经。神经系统是由神经元和神经胶质细胞构成的。

(一)神经元

神经元又称神经细胞,是神经系统结构和功能的基本单位。人体内有数以亿计的神经元,其作用是接受外界刺激和传导神经冲动。神经元是带有突起的细胞,由细胞体和细胞突起构成。细胞体发出的突起包括轴突和树突,轴突较长,通常只有一条,但可以发出侧支,其功能是把神经冲动从轴突起始部传向其末端;树突往往有多个,主要用来接受其他神经元或感受器的传入信息。细胞体和细胞突起之间的物质交换称为轴浆运输。如果神经元细胞体受损,轴突就会溃变或凋亡。

(二)突触

突触是两个神经元之间或神经元与效应器细胞之间相互接触、借以传递信息的结构。大部分突触形式是一个神经元的轴突末梢与另一个神经元的树突或胞体接触,称为轴-树或轴-体突触,也有轴-轴、树-树或体-体突触形式存在。体内大多数突触为化学性突触,少数为电性突触。

(三)神经胶质细胞

中枢神经系统中,神经胶质细胞包括:①星形胶质细胞,是最大的胶质细胞,其数量繁多,对神经元起支持、调节、营养和引导等作用;②少突胶质细胞,是形成中枢神经系统内有髓神经纤维的髓鞘细胞;③小胶质细胞,为可吞噬自然退变残余物的神经胶质细胞;④室管膜细胞,位于脑室系统表面,参与脑脊液与神经组织之间的物质交换。

周围神经系统中,神经胶质细胞包括:①施万细胞,又称神经膜细胞,是包绕周围神经并形成轴突髓鞘的神经胶质细胞,起绝缘、支持、营养等作用;②卫星细胞,可为周围神经系统的神经元提供物理支持。

(四)周围神经系统

周围神经系统中的神经元轴突聚集成束,以周围神经的形式分布于全身的各个器官及组织间隙。一条神经常常由多条神经纤维束组成,而每个神经纤维束又包含有若干条神经纤维。每条神经纤维表面的薄层结缔组织称为神经内膜,包绕在每条神经束外的薄层结缔组织称为神经束膜,而包裹在一条神经表面的结缔组织称为神经外膜,在这些结缔组织中都存在小血管和淋巴管结构。

1.神经纤维

神经纤维由神经元的长轴突及包绕它的神经胶质细胞构成,因神经元的突起细长如纤维,故称为神经纤维。根据神经胶质细胞是否在神经元突起周围形成髓鞘,将其分为有髓神经纤维和无髓神经纤维两大类。

(1)有髓神经纤维:神经元轴突被周围的施万细胞膜部反复缠绕形成多层膜的髓鞘结构,髓鞘呈长卷筒状,一个接一个套在轴突外面。髓鞘之间不完全连接、局部狭窄且轴膜部分裸露,称为郎飞结。相邻两个郎飞结之间的一段神经纤维称结间体。

(2)无髓神经纤维:神经元轴突周围被施万细胞的细胞质和细胞核所在部分所连续包绕,其外并不形成髓鞘包裹,故无郎飞结。往往多条轴突被包绕在一个施万细胞内。

2.神经末梢

神经末梢是周围神经纤维的终末部分,按其功能可分为感觉神经末梢和运动神经末梢两类。

(1)感觉神经末梢,是感觉神经元(假单极神经元)周围突的末端,通常和周围组织共同构成感受器。常见的感受器形式:①游离神经末梢,由较细的有髓或无髓神经纤维的终末反复分支而成。②触觉小体,分布在皮肤的真皮乳头处,以手指掌侧皮肤内最为多见。③环层小体,广泛分布在皮下组织、腹膜、肠系膜、韧带和关节囊等处。④肌梭,是分布在骨骼肌内的梭形感受器。

（2）运动神经末梢，是运动神经元的轴突在肌组织和腺体的终末结构，支配肌纤维的收缩，调节腺细胞的分泌，可分为躯体和内脏运动神经末梢两类。

躯体运动神经末梢分布于骨骼肌，是位于脊髓前角或脑干的运动神经元胞体发出的长轴突，在抵达骨骼肌时失去髓鞘，其轴突反复分支并形成葡萄状终末，与骨骼肌纤维之间建立突触连接，此连接区域称运动终板或神经肌连接。

内脏运动神经末梢主要分布于心肌、内脏及血管的平滑肌和腺体等处。

3.神经节

在周围神经系统中，若干神经元胞体聚集在一起构成周围神经节。周围神经节依据其所在部位和功能不同分为脑神经节、脊神经节和内脏运动神经节。

4.周围神经再生

神经损伤后，神经纤维与胞体离断后数小时即发生神经纤维的溃变，具体表现为轴突和髓鞘及末梢部分出现膨胀，继而崩裂、溃解成小滴状碎片。神经元的胞体肿胀，细胞核从中央移到胞体边缘，胞质内尼氏体明显减少，胞质着色变浅。

周围神经损伤后2～3周，神经纤维的再生过程开始。神经元胞体中的尼氏体逐渐恢复正常形态，胞核回到中央，胞体不断合成新的蛋白质及其他产物输向轴突，使残留的近侧段轴突末端向远侧生出数条轴突幼芽。轴突再生幼芽部分穿过神经纤维断裂处的施万细胞桥，并沿着神经膜细胞（施万细胞）形成的基膜管向远侧生长。当其中一支轴突幼芽不断生长到达原来神经纤维末梢所分布的组织器官，并且轴突幼芽继续增粗、髓鞘也逐渐形成、神经纤维的功能逐渐恢复，则神经纤维的再生过程完成。其余的再生轴突幼芽分支同时退化或消失，但也有部分幼芽会进入神经的结缔组织内，形成神经瘤。

第四节　骨和软骨的损伤修复

一、骨的损伤修复

骨的损伤常见有外伤性骨折和病理性骨折。骨折发生后骨的再生能力很强，一般复位、稳定性良好后的单纯外伤性骨折，在几个月内便可愈合，恢复正常结构和功能。骨外膜和骨内膜中成骨细胞的增生和新骨质的产生是骨折愈合的基础。骨折愈合过程与软组织的愈合不同，软组织主要通过纤维组织完成愈合过程,而骨折则需使纤维组织转化为骨来完成骨愈合过程。

(一)骨折愈合过程

1.血肿形成

骨组织和骨髓都有丰富的血管。骨折发生后,骨折的两端及其周围血管损伤,伴有大量出血,并形成血肿。血肿6~8小时内形成含有纤维蛋白网架的血凝块,随后血肿周围的吞噬细胞、毛细血管和幼稚的结缔组织沿着这些纤维蛋白网架迅速长入血肿内。幼稚的结缔组织主要分化为产生胶原纤维的成纤维细胞,局部伴随轻度的炎症反应。

2.纤维性骨痂形成

骨折后2~3天,随着新生血管长入,血管周围大量间质细胞增生,肉芽组织形成,血肿被肉芽组织取代,纤维化形成纤维性骨痂,肉眼及X线检查可见骨折局部呈梭形肿胀。约1周后肉芽组织及纤维组织进一步转化形成透明软骨。形成的透明软骨多见于骨外膜的骨痂区,骨髓内骨痂区少见。

3.骨性骨痂形成

骨折后7~10天,纤维性骨痂中成骨细胞增加,类骨组织分泌增加,随着钙盐沉积类骨组织逐渐转变为编织骨。纤维性骨痂中的软骨组织逐渐转化为骨组织,形成骨性骨痂。

根据骨痂细胞的来源及部位不同,骨痂分为外骨痂和内骨痂。外骨痂是由骨外膜内层的成骨细胞增生形成,它以梭形包绕骨折断端。长骨骨折的愈合过程以外骨痂形成为主。内骨痂是由骨内膜细胞及骨髓未分化间叶细胞转化来的成骨细胞增生形成的编织骨。除了外骨痂和内骨痂之外,骨折局部还有桥梁骨痂、连接骨痂和封闭骨痂。在血肿机化之前,来自骨外膜的成骨细胞绕过血肿,沿其外围与骨折线两端的外骨痂相连的骨痂称为桥梁骨痂。随着血肿的机化,纤维组织经软骨骨化,使内外骨痂彼此相连,称之为连接骨痂。大约在2周内,填充于髓腔损伤区的成纤维细胞样肉芽组织逐渐转化为海绵质骨,由海绵质骨形成的新骨从骨折两端横过髓腔,称之为封闭骨痂。

4.骨痂改建或再塑

骨痂形成后,由于编织骨结构不够致密,骨小梁排列紊乱,尚达不到骨活动时应承受的应力,因此编织骨需要进一步通过改建成为成熟的板层骨,恢复皮质骨和髓腔的正常关系,以及骨小梁正常的排列结构。改建是在破骨细胞进行的骨质吸收及成骨细胞的新骨质形成的协调作用下完成的。骨的塑形在愈合过程中已经开始,而且在骨折愈合后仍将持续一段较长的时间。骨折初期骨的塑形较快,当骨折牢固愈合后则逐渐变慢。要完全使骨折愈合,局部塑造结实、髓腔再通、骨髓组织恢复、骨折线消失,以至恢复到骨折前的正常结构状态,常常需几个月至几年的塑形期。

(二)影响骨折愈合的因素

1.全身因素

影响骨折愈合过程的全身因素以年龄、营养因素最为常见,另外,某些疾病如骨软骨病、糖尿病、维生素 C 缺乏症、梅毒、老年性骨质疏松等也会影响到骨折的愈合。

2.局部因素

(1)局部血液供应:骨折愈合最根本的影响因素是局部的血液供应。一切可以影响到局部血液供应的因素,都会直接影响骨折的愈合。

(2)局部损伤程度:局部损伤严重的骨折,其周围软组织的损伤也往往较重,导致骨折断端血供较差,会加重骨折断端的坏死程度。另外,较重的局部创伤性炎症反应也会延缓骨折的愈合。

(3)骨折断端及时、正确的复位:完全性骨折由于肌肉的收缩,常常发生断端错位或周围组织、异物的嵌塞,导致骨折愈合延迟或不能愈合。那么,及时、正确的断端复位是骨折完全愈合的必要条件。

(4)骨折断端及时、牢靠的固定:骨折断端即使已经复位,但由于肌肉活动仍可使其再次错位,因而复位后及时、牢靠的固定(如打石膏、小夹板或髓腔钢针固定)尤为重要。骨折端的可靠固定,可使骨折愈合在良好的功能位置上,固定时间一般要维持到骨性骨痂形成为宜。

(5)感染:感染是影响骨折断端正常愈合的重要因素。感染引起的局部炎症反应会加重骨折断端的坏死程度,干扰骨折的正常愈合过程,导致骨折延迟愈合甚至不愈合。

(6)功能锻炼时限:骨折患者应早日开始全身和局部有效的功能锻炼,保持骨折局部良好的血液供应,可促进骨折的愈合。因为骨折复位、固定后长期卧床及活动减少容易导致局部血供不良、骨及肌肉的失用性萎缩、关节强直等不利后果,因此,在不影响局部固定的情况下,应尽早开始功能锻炼。

另外,部分骨折愈合障碍者,有时局部新骨形成过多,形成赘生骨痂,骨折愈合后局部有明显的骨变形;有时纤维性骨痂不能正常转化为骨性骨痂并出现裂隙,骨折断端仍存在异常活动,导致假关节形成,这些都会影响到骨折局部的正常功能。

3.影响骨折的分子生物学因素

骨折愈合是一个复杂的生物学过程,可以受多种因素影响。除了既往的一些物理、营养、生物、化学、药物等因素外,近年来,随着分子生物学技术的发展,发现体内多种蛋白质分子或多肽信号分子可以调节骨折的愈合过程。

(1)骨引导与骨诱导:骨引导是指应用某种骨引导性支撑材料使新生的毛细血管芽、血管周围组织及骨细胞在骨折部位增生、分化,促进骨的形成。最常用的引导骨再生的物质包括羟基磷灰石生物陶瓷等。骨诱导是利用某种物质诱导未分化的血管周围间充质细胞分化成骨原细胞而形成新骨。目前研究最多的骨形态发生蛋白(BMP)已部分用于临床,它可以促进骨折愈合或骨缺损的修复及植骨融合。骨引导性物质在骨骼以外的区域不能成骨,但是骨诱导则不同,它在骨骼以外组织中也有诱导成骨作用。

(2)细胞因子与多肽信号分子:研究发现影响骨折愈合的蛋白质主要有两类。第一类是多肽信号分子,一般是指生长因子,包括转化生长因子-β、成纤维细胞生长因子、血小板衍化生长因子及胰岛素样生长因子;第二类即免疫调节性细胞因子,主要包括白细胞介素-1(IL-1)、白细胞介素-6(IL-6)和肿瘤坏死因子(TNF)。

(三)病理性骨折

病理性骨折是指已有病变的骨,在通常不足以引起骨折的外力作用下发生的骨折,或没有任何外力而发生的自发性骨折。临床常见的病理性骨折的原因如下。

1.骨的原发性或转移性肿瘤

骨肿瘤是病理性骨折最常见的原因。易导致病理性骨折的原发性骨肿瘤常见的有多发性骨髓瘤、骨巨细胞瘤及骨肉瘤等。转移性骨肿瘤常见有转移性肾癌、乳腺癌、肺癌、甲状腺癌及神经母细胞瘤等。

2.骨质疏松

骨质疏松也是病理性骨折常见原因之一。老年、各种营养不良或内分泌等因素均可引起全身性骨质疏松,表现为骨皮质萎缩变薄,骨小梁变细、数量减少,骨的载荷能力和接受应力的能力下降。另外,肢体瘫痪、骨折后局部长期固定或久病卧床等也可引起局部失用性骨质疏松。

3.内分泌紊乱

如由甲状旁腺腺瘤或增生引起的甲状旁腺功能亢进,可导致骨的脱钙及大量破骨细胞堆积,骨小梁为纤维组织所取代,骨的质量下降。

4.骨的发育障碍

如先天性成骨不全。

二、关节软骨的损伤修复

软骨的再生是由软骨膜内增生的形似成纤维细胞的幼稚细胞变为软骨母细胞,软骨母细胞分泌软骨基质,进而被埋在软骨陷窝内变为静止的软骨细胞等一系列的转化完成。但一般认为成熟的软骨细胞在损伤后不能再生,因此其修复能力有限。

(一)关节软骨的损伤修复

1.关节软骨的自我修复

未穿透全层的软骨损伤,由周围软骨细胞分泌基质和纤维化愈合,但修复过程极为缓慢,不能达到软骨面平整的结果;损伤至全层和软骨下骨由纤维样软骨愈合,即经由纤维结缔组织变为纤维软骨,有的最终也可变为透明软骨。

2.关节软骨的手术修复

(1)软骨下骨钻孔软骨缺损修复术:依据前述全层软骨和软骨下骨损伤有一定的修复能力,设计将部分软骨损伤钻孔至软骨下骨术式,以期利用松质骨中具有成骨能力的间充质干细胞所分泌的类透明软骨来修复局部软骨缺损。但由于成骨细胞数目不足以充填缺损部位,修复过程太慢而导致纤维化易造成修复失败,该术式实际的修复率仅 10%～20%。

(2)软骨移植术:自体软骨移植近、远期的效果都是可行的,但由于来源有限而不能满足临床实际需要。有人依据软骨为弱抗原,细胞被包在基质中并不与宿主淋巴细胞和抗体接触而开展异体软骨移植术,但由于免疫排斥反应,术后远期可能会发生局部退变。

(3)骨膜及软骨膜移植术:有研究证实骨膜成骨性细胞依据其所处环境不同具有成骨及成软骨双重潜能。关节内是乏血管区,滑液氧张力低,以及不断的负重和活动等因素均有可能导致骨膜成骨性细胞成软骨过程。另外,骨膜移植后Ⅱ型胶原蛋白与蛋白多糖含量逐渐上升,其成分随时间推移逐渐接近正常透明软骨。因此,临床已经尝试将骨膜移植用于临床修复软骨损伤。

(4)软骨细胞移植术:20 世纪 60 年代中期开始的关节软骨分离和体外培养为软骨修复提供了新的方法,即软骨细胞移植术。Peterson 成功的软骨细胞移植动物研究报道为软骨细胞移植修复软骨损伤奠定了理论基础。

(二)影响修复的因素

1.缺乏血供

成熟的软骨组织由于缺乏血供,使得损伤的软骨组织不能有效诱导纤维蛋白凝块形成,也不能引导炎症细胞和未分化细胞从血管迁移到组织损伤部位而导致软骨修复受到影响。相反,关节部位带血管组织,如骨、肌腱、韧带、关节囊以及膝半月板外周 1/3,损伤修复要比无血管组织的成熟软骨有效。

2.缺乏未分化细胞

软骨组织缺乏能迁移、增殖并参与修复反应的未分化细胞是影响软骨损伤修复的另一重要原因。因为,在软骨生长过程中,软骨细胞迅速增殖并沉积于基质,并且随着年龄的增长,软骨细胞的分裂速度下降,在正常成熟的关节软骨中很少有软骨细胞有丝分裂的征象。即便有一些软骨细胞增生,但也很有限,更没有证据显示这些细胞能穿过致密的胶原-蛋白多糖基质到达损伤或退变组织部位。

第五节　骨的生物力学研究

一、生物力学的基本概念

生物力学是生命科学和力学的交叉学科,是采用力学的基本原理研究生命现象及其规律的一门科学。在骨科领域中,应用生物力学的概念和原理解释人体力学现象,将有助于骨科医师更好地理解和治疗肌肉骨骼系统的疾病,是现代骨科医师必备的科学基础。

(一)骨生物力学的基本元素

1.应力和应变的概念

应力和应变是生物力学中两个最基本的元素,这两个元素体现的是骨骼受力后骨的内部效应。当外力作用于骨时,骨以形变来产生内部的阻抗力抗衡外力,这种阻抗力叫作骨的应力。骨的形变会一直持续到骨内部分子作用力可以抵抗外力,即变形停止为止。骨的这种在结构上的改变称之为应变,它可以用骨缩短或延伸的长度与其初始长度的比值来表示。

2.应力-应变曲线

应力-应变曲线可以反映应力与应变之间的关系,该曲线分为弹性变形区和

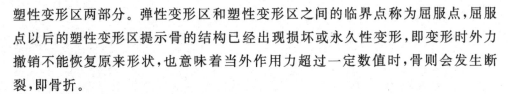

塑性变形区两部分。弹性变形区和塑性变形区之间的临界点称为屈服点,屈服点以后的塑性变形区提示骨的结构已经出现损坏或永久性变形,即变形时外力撤销不能恢复原来形状,也意味着当外作用力超过一定数值时,骨则会发生断裂,即骨折。

(二)骨生物力学的基本特性

1.骨的材料特性

皮质骨是一种黏弹性材料,其形变不仅依赖于力的加载速率,而且与力加载持续的时间有关。另外,皮质骨还是一种各向异性材料,其力学特性完全依赖于其显微结构的定向排列。松质骨与皮质骨不同,它与工程上的多孔材料类似。对于骨组织来说,其强度还取决于骨的有机成分骨胶原纤维的数量以及骨的无机成分骨矿化的程度,其有机成分主要使骨质具有韧性,而无机成分使骨质坚硬。骨的强度与骨的胶原结构数量以及骨的矿化程度成正比。

2.骨的结构特性

当材料的质和量相同,而其几何分布不同,则材料的强度彼此也会有明显的差别。正常骨组织中,胶原纤维的定向排列可影响皮质骨的强度,如胶原纤维平行排列的板层骨强度高于胶原纤维随机排列的编织骨。另外,胶原纤维的优势排列方向也可影响骨组织抵御特定载荷的能力。松质骨骨小梁的各向异性的力学特性主要由其排列方向决定,而皮质骨的各向异性特性主要由骨单位的方向决定,骨单位的方向通常与骨纵轴平行。

(三)骨生物力学的基本试验

1.拉伸试验

一般要求测试的骨样本具有较大的体积。测试时要将骨的两端固定牢固,以保证可靠的测试结果。

2.弯曲试验

在对骨干骨密质的力学性能测定中被大量采用。

3.压力试验

常用于松质骨的力学特性测试。

4.剪切试验

一般用于皮质骨样本(厚度为 5~10 mm)测试。

5.扭转试验

主要用于测试管状长骨的抗扭转力。

6.超声波试验

对测量松质骨的弹性模量比皮质骨更有效,而且能对骨样本进行多次重复测试。

7.声导显微镜

测量骨组织对声的传导反射率,反映骨的材料力学特性。

8.疲劳试验

抗疲劳能力是骨的力学质量的一个重要标志,压力、拉伸、弯曲和扭转试验都可用来对骨组织和生物材料进行疲劳测试。

9.拔出试验和阻力矩试验

拔出试验是测量骨折内固定的生物材料之间结构的稳固程度,阻力矩试验是用来测试固定或松起螺钉时的阻力矩大小。

二、骨和关节软骨生物力学的特性

(一)骨组织的力学特性

1.各向异性

由于骨的结构是中间多孔介质的夹层材料,因此这种材料是各向异性体,即不同方向的力学性质不同。

2.弹性和坚固性

骨胶原是骨的主要有机成分,骨胶原在骨内以网状结构排列,使骨具有良好的弹性。而骨的无机成分散布于有机物的网状结构中,使骨具有一定的坚固性。骨的弹性和坚固性使其能承受各种形式的应力。

3.耐冲击力和持续力差

骨在载荷时,在骨中所引起的张力分布虽然一样,但效果不一样。当作用力和张力两者相等时,冲击力在骨中所引起的变化较大。

4.骨对应力的适应性

在骨能承受负荷的限度内,应力值决定成人骨对生理应力的反应。一般情况下处于平衡状态,当应力越大,骨的增生和密度增厚越强,这一特征也解释了骨质增生、畸形矫正的发生原理。

5.应力对皮质骨的影响

骨孔的多少决定了骨的密度,皮质骨具有很高的刚性,这是因为皮质骨的多孔性程度占 $5\%\sim30\%$,而松质骨却占 $30\%\sim90\%$。骨在不同类型负荷的作用下会产生拉伸、压缩、弯曲、旋转和压力联合弯曲 5 种基本类型的骨折。在高能量负荷的作用下,由于应变率很快,会引起严重粉碎性骨折。

6.应力对松质骨的影响

松质骨有很多小孔,因此它的应力-应变特征与多孔状工程材料相似。拉压试验表明,松质骨的拉力强度和压力强度大约相等,松质骨在屈服点之后,骨小梁进行性断裂,使拉力负荷很快减低。尽管松质骨的拉力强度和模量与压力强度和模量是相似的,但松质骨在拉力负荷下的能量吸收能力明显降低。

(二)关节软骨的生物力学

1.软骨的负荷变形

关节软骨的特殊结构使其具有独特的力学特征。主要表现为各向异性、非均匀、黏弹性和渗透性等。当关节软骨受到载荷时,会瞬间适应性变形,当载荷去除即恢复其原有的厚度。但如果载荷是被缓慢地施加于软骨,当载荷消除后,则需要有充分的时间才能使组织恢复原来状态。关节软骨内液体渗透存在两种力学形式:一种是顺压力梯度,即让软骨浅层的压力大于深层,从而使液体通过多孔的固体基质;另一种是通过挤压多孔基质使软骨基质变形实现软骨内液体流动。另外,关节软骨还具有机械反馈调节功能,这个调节系统与正常组织的营养需要、关节的润滑、承载能力和软组织的磨损程度等有着密切关系。

2.软骨的张力特性

软骨的胶原纤维及其排列是软骨具有张力性的主要因素。当张力载荷与关节软骨面相平行时,软骨的硬度和强度与顺张力方向排列的胶原纤维范围密切相关。

3.关节内应力分布

传递载荷是软骨组织的主要功能,软骨还具有扩大关节受力面,从而降低骨与骨之间的接触压力,发挥缓冲减震的作用。

4.关节软骨的黏弹性

蛋白多糖能够调节软骨基质中水的流动,胶原是基质内张力的根源,这两者在软骨承受载荷过程中起着重要的作用。关节软骨变形与承受外力的速度相关,即挤压越快,水分越难流出,这是因为在快速增加载荷与去除载荷的情况下,水分来不及被挤出,使软骨组织体现一定的弹性。当缓慢施压时,软骨组织变形将随时间持续而加重,水分容易完全流出。软骨这种有赖于应变率的形变叫做黏弹性。

5.关节软骨的磨损力学

关节软骨的磨损包括当两个承担载荷的面之间相互作用引起的界面磨损和

接触体变形引起的疲劳性磨损。

虽然关节软骨有一定的对抗断裂力,但是,长期的反复的正常负荷也能造成损伤。持续负荷下软骨面的超微结构易受到损害,致使软骨表面层变软,渗透压增加,液膜中的液体通过软骨而漏泄。从而增加了不光滑的软骨面紧密接触的机会,进一步加剧了研磨过程和程度。受挤压的同时,组织中的水分大量外流,发生压力性变形,长期反复的负重,会使软骨发生退变和软骨细胞的坏死。承受周期性张力和压力时,胶原网状结构就有可能断裂。

疲劳磨损是由软骨组织的反复变形、显微损伤的积累所致。应力虽不大,但反复对胶原蛋白与蛋白多糖基质施加应力可引起以下成分的破坏:①胶原纤维;②蛋白多糖大分子;③纤维和原纤维基质之间的界面。胶原纤维支架受拉断裂被认为是软骨疲劳的最普遍的原因。

6.关节软骨的润滑作用

在两个承担载荷的面之间作相对运动时,承担载荷的面受到相互滑动的润滑剂分子的保护,防止因表面不光滑而发生粘连和研磨,称之为界面润滑。它是通过糖蛋白化学作用吸附在关节面上,很适宜与另一对应面相滑动,从而降低了软骨间的摩擦。

如果承担载荷面之间作相互垂直运动,液体就会从两个承担载荷面之间的间隙中被挤出来,这种润滑机制是自身压迫的流体静力现象,又叫做压渗润滑。当关节旋转而承担载荷区越过关节面,可使液体从承担载荷区前下方的关节软骨中渗出。一旦峰应力过去后,液体即开始回吸收,为下一次活动周期做好准备。这种通过软骨基质的液体加压循环也有助于软骨细胞营养,可以将营养物质从关节腔的润滑液中带入软骨细胞。在载荷量较低,且接触面的相对运动速度较高时,关节可能采用液膜润滑。在液膜润滑时,一层较厚的润滑剂膜使两个承担载荷面之间产生间隙,避免了直接接触,这层液膜的压力可支持承载面上的负荷。另外,尚存在流体静力润滑、流体动力润滑,不过在软骨的润滑作用中还是以界面润滑为主。

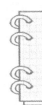

第二章　病历书写与临床基本检查

第一节　病史采集及病历书写

一、骨科病史采集与分析

临床病史仔细地询问和分析往往是正确诊断的关键,也是了解患者心理和需求的一个主要途径。

向患者询问病史,医师要同情、尊重、理解患者,以取得患者信任。尽可能直接向患者询问病情,对某些重症、意识不清、精神失常、记忆力差以及聋哑、小儿等不能亲自叙述病史的患者,则须向其家属或最了解病情者询问病史。为了保证病史的可靠性,有必要待病情好转或意识清醒后,再作直接地、全面地、细致地问诊,对病史加以补充。对智力健全的儿童,也应注意听取本人的陈述,以保证病史的完整可靠性。对急危重患者,问诊要简短扼要,迅速而有重点,要边问边查边抢救,以免延误治疗。对患儿或老人更应表现出耐心、热情,以取得患者及家属的理解和支持,获取全面真实的病史资料。

询问病史首先要明确主诉,即患者来院求治的主要症状、部位和发病时间。骨科患者的主诉症状主要有疼痛、畸形(包括错位、挛缩、肿物或包块等)、功能障碍,对进一步询问病史及体格检查有指导作用。

对疼痛情况做详细了解。要了解疼痛的起因和发病的关系:外伤、劳累、久坐、咳嗽、大便用力等,也可能无明显诱因起病。要了解疼痛发生的时间:是持续性疼还是间歇性痛,是白天痛还是晚上痛,上午还是下午疼痛较重?要了解疼痛的具体部位,是关节痛还是肢体痛?是否有放射痛,放射痛的范围。要了解疼痛的性质:酸痛、胀痛、麻痛、跳痛、刺痛、刀割样痛、烧灼痛。还要了解疼痛的程度,对生活工作有无影响,能否忍受,服用止痛药后的疼痛耐受情况,以判断病情严重性。其他有可能影响疼痛的因素：天气、患者的情绪、体位、肢体或关节活动对疼痛的影响。

持续性疼痛而且夜间疼痛加重多为肿瘤性疼痛；肌肉劳损性疼痛劳累后加重卧床休息后多减轻；老年体位改变性（翻身、起床躺下时剧痛）腰背痛多为脊柱骨质疏松性骨折；四肢疼痛因咳嗽、大便用力而加重多考虑脊髓或马尾神经受压症（如椎间盘突出症）；弯腰时腰腿痛加重多考虑椎间盘疾病；腰腿痛腰后伸时加重、休息或骑自行车时减轻的多为腰椎管狭窄症。

其次要注意病史的特点。以高热伴脊柱或者关节疼痛者多为急性化脓性感染所致；以低热伴脊柱或关节疼痛者多为结核或者慢性化脓性感染所致；家族中有类似患者多为遗传性疾病或者由家属传染而来；同时或者先后有四肢神经症状者多为颈椎病或者椎管狭窄症所致；颈肩痛有肩关节活动受限者要考虑肩周炎可能；上楼梯出现膝痛者多为髌骨软化症；下楼梯时出现膝痛多为半月板损伤所致。

对以肢体功能障碍为主诉的患者要询问其是急性起病还是慢性逐渐起病，应详细询问功能障碍的部位：是全身还是一侧肢体功能障碍，是一个肢体还是一侧肢体，是一侧肢体还是一个关节，是单关节还是多关节功能障碍。

对骨与关节或者脊柱畸形患者要询问畸形产生的时间和变化情况。出生后即有的畸形随生长而加重的多为先天性畸形；外伤后、手术后及结核、感染、肿瘤等疾病导致的多为继发性畸形；其次要了解畸形伴随症状、治疗和变化情况。畸形患者有些伴有疼痛和功能障碍。

对外伤患者要了解发生外伤的具体时间和致伤原因。除了询问受伤外力的大小、方向和作用部位外，还要了解致伤物有无高（低）温及合并化学物质的损伤、伤前伤处有无不适等，以判断是否有合并伤的存在及确定外伤是否是发病的唯一原因，排除肿瘤、结核、骨质疏松等病理性骨折或者诈病。其次要询问有无伤口及流血、伤口处理包扎情况以判断失血量等。要了解伤后的处理情况及病情变化，询问有无止血带等使用情况，判断有无继发性损伤；如有肢体离断，还应了解断肢的保存情况。再次要了解伤后患者全身情况，是否有发热、昏迷、呕吐、呼吸困难、胸腹痛等排除颅脑、胸腹部损伤及感染可能。除此之外，还要询问患者伤后进食、二便情况，以了解有消化道、泌尿道损伤情况。

对既往史也要详细了解。要系统了解曾经患过的疾患和治疗转归，还应了解其药物使用情况和疗效及药物食物过敏史。对创伤骨折患者除重点询问局部软组织及骨与关节情况外，还要注意全身性疾病，如老年人常患冠心病、肺心病、高血压、慢性消化系统疾病、血液病等。问清所患全身性疾病,这对治疗创伤有重要的参考意义,特别是在全身性疾病重于创伤骨折时,必须以治疗全身性疾病为主,待病情缓解后,再重点治疗骨折。

对个人史也要详尽询问。长期伏案、长时间使用电脑患者颈腰椎病发生率高;长期大量嗜酒、服用激素等药物者股骨头坏死、骨质疏松症等发病率较高;对于儿童患者还应了解其生产史是否顺产,了解其生长发育史是否正常。先天性畸形可能在胚胎期造成,也可能因难产或使用产钳等造成。

通过病史采集和患者的交流,可以正确的诊断疾病并制订正确的治疗和手术方案。病史采集可以了解患者的心理和精神状况,了解患者是否因某些原因(如官司、工伤)而不希望康复;了解患者对治疗的积极性和对治疗的期望,患者能否真正理解医师的治疗。如果患者对即将接受的治疗或手术有着不切实际的超高期望值,那他们注定是失望的,甚至产生报复心理;对此类患者或者精神病、心理障碍患者要谨慎选择治疗或手术方案。

二、骨科完整病历书写要求

(一)一般项目

包括姓名、性别、年龄、民族、婚姻状况、出生地、职业、入院时间、记录时间、病史陈述者。姓名、年龄、家庭住址等信息要和患者身份证保持一致。年龄要写明岁,婴幼儿要写明"月"或"天";家庭住址城市患者要写到街道门牌号,农村患者要写到乡镇村组;入院时间、记录时间要写清几时几分;联系电话也要如实写清,以便随访。

(二)主诉

主诉是患者所陈述的主要症状和持续时间,是本次患者入院最想解决的病痛所在,一般要反映出病变的部位、性质、持续的时间。对有两个以上主诉的可按主次或发生时间的先后分别列出。如"车祸伤后腰痛 3 天",就表明了起因为车祸,病变部位为腰部,病变性质为疼痛,持续时间 3 天。病变部位要尽可能的准确,如患者诉腿痛,询问病史后知道其说的是左膝肿痛就要写为"左膝肿痛 3 天",而不应该笼统地写为"左腿痛 3 天"。主诉要简单明了。主诉要从患者的交谈中提炼而来,要和病史、诊断等相符合。

(三)现病史

要围绕主诉按症状出现的先后详细记录从起病到就诊时疾病的发生、发展、变化的经过和诊疗情况。

1.起病情况

要写清可能的原因和诱因(必要时可包括起病前的一些情况)、具体发病时间、地点、经过,如"3 天前在家里行走时因下雨地滑不慎向后摔倒,臀部先着地即感腰痛活动受限";对外伤患者要写清外力的性质和方向;伤后有无流血,伤口部位及其大小;受伤时的姿势和体位。

2.疼痛

疼痛是骨科患者的常见症状,要写清起因、具体部位,性质、程度、有无放射痛,同时也要写清疼痛加重或减轻的情况,如"下地后行走时加重,……晨起活动后减轻",有无功能障碍。

3.畸形(包块)

要写清畸形发生发现的过程,畸形发展与外伤或疾病的关系,畸形的性质及有无功能障碍。

4.神经症状

有无肢体或手足麻木、有无活动障碍,有无感觉麻木或过敏,有无肌萎缩,排尿排便情况。

5.诊治经过

要写明诊治经过及病情变化情况,特别是在大医院的诊治情况。

6.全身情况

有无发热、盗汗、消瘦、昏迷,有无心慌、气短,外伤患者也要写清有无头痛、颈痛、胸腹痛;对食纳、夜眠、二便、有无消瘦、精神等一般情况也要清楚记载。

(四)次现病史

对患者既往存在但目前仍在治疗的其他科疾病,如内科、耳鼻喉科等慢性疾病也要如实记载,如高血压、糖尿病、心脑血管病、鼻窦炎等病史也要写清症状及确诊时间,平时的治疗、用药及疗效。

(五)既往史

要详细记载有无肝炎、结核、艾滋病等传染病史,既往各系统所患疾病及治疗情况、既往外伤史、手术史、输血史,药物食物过敏史,特别要注意写清有无长期应用激素、抗肿瘤、免疫抑制剂及其他药物等。

(六)个人史

要写清月经婚育史、职业史,烟酒史;有无毒物及重金属接触史、有无某些药物的长期肌内注射或使用史;儿童患者还应记录其出生史、生长发育史等;家族史中要注意家族成员有无结核、风湿病类风湿关节炎、肿瘤、先天性畸形及类似病史。

(七)体格检查

除检查一般发育、营养状态、神志、体位、步态、外貌外,要记录患者的体温、脉搏、呼吸频率、血压。全身检查与内、外科相同,要注意对颅脑、胸腹部等全面查体记录。脊柱或四肢健康部位的查体、肛门生殖器检查、神经系统检查也要详细记录。对次现病史的阳性或阴性体征也要做重点详细记录。

(八)骨科专科情况

要如实记载患者体位(自动体位或者被动、强迫体位)、入院方式为自行步入还是他人扶入诊室还是担架或轮椅、平车推入。对病患部位及肢体的视诊、触诊、叩诊、脊柱或关节的活动度、量诊要详细记录。对伤口要记录其部位、大小、深度(皮下、肌层、骨骼或神经层)、骨骼血管神经情况。

(九)特殊检查记录

对诊断及鉴别诊断有决定价值的有关特殊检查,如肩关节损伤是否合并脱位都要记录杜加斯(Dugas)征;脊髓型颈椎病要记录霍夫曼征;腰椎间盘突出症要记录直腿抬高试验等情况。

(十)专科评分量表

疼痛的 VAS 评分,颈椎病的 JOA 评分,膝关节 Lysholm 评分系统,脊髓损伤的 ASIA 评分表等。

(十一)辅助检查

对患者已有的影像资料要详细记录检查时间和医院名称,对 X 线片、CT、MRI 等影像资料要详细描述病变的形态并画图或者用数码相机复制粘贴制作能反映病情和支持诊断的影像图片,以使病变情况更清楚。对患者自带的其他资料也要做记载:如化验单、B 超、胸片、心电图、头颅 CT 等检查结果及结论。

(十二)诊断

按照《国际疾病分类(ICD-11)》书写,一般要表明疾病或外伤的部位、性质。要全面诊断(要根据病史、查体、辅助检查等资料作为依据并相一致),骨科疾病或外伤在前,内科或其他科疾病在后。根据疾病的严重性和治疗重点排序做出诊断,对骨科疾患要注意选用国内及国际比较权威、公认的分型,如特发性脊柱侧弯(Lenke 2BN 型),T_{12}椎体骨折(AO 分型:A3.1),股骨颈骨折(Garden 分型法:Ⅲ型)。

第二节　临床基本检查

医师首先要询问病史然后再对患者进行体格检查。检查时应树立全身情况与局部情况并重的观念。医师应尽可能地减少对患者的翻身或搬动次数,尽可能地减少疼痛的发生,减少患者痛苦,也能相对较快地加快查体的速度。

一、检查工具及注意事项

(一)检查工具

听诊器、叩诊锤、卷尺、棉签、大头针、量角器、手电筒、冷热水玻璃管、枕骨粗隆垂线等。

(二)注意事项

医师接触患者时应关心、体贴患者,仪表端庄、举止大方、态度要和蔼、耐心。一般先行全身检查,再重点进行局部检查,也可先检查有关重要部位。若遇危重患者应先进行抢救,避免做不必要的检查和处理。检查室温度适宜、光线充足。检查女患者时要有家属或者护士陪同。暴露范围:根据检查需要脱去衣裤,充分显露检查部分,对可能有关而无症状的部位也应充分暴露,仔细检查,同时要与健侧作对比。检查体位一般采取卧位,上肢或颈部有时可采取坐位、特殊检查可采用特殊位置。对比检查:左右对比或者上下对比。在检查压痛点或波动感时还要与上下及周围邻近的组织对比。入院时、入院后、手术前、手术后对病变部位仍要反复检查对比,以判定病情变化和疗效。主动与被动检查:可在开始时让患者主动活动,然后再由医师进一步检查,这样可了解疼痛的情况及功能障碍,还可避免因不当活动导致患者的不配合或者加重损伤。

二、一般项目和骨科基本检查

(一)一般项目

1.生命体征

是用来判断患者病情轻重和危急程度的指征。呼吸、体温、脉搏、血压这四项医学上称为四大体征。它们是维持机体正常活动的支柱,缺一不可。

2.发育与营养

临床上发育一般分为瘦长型(无力型)、矮胖型(超力型)、匀称型(正力型);而营养状态分为良好、中等和不良,异常主要为消瘦或肥胖。消瘦或者营养不良提示有骨肿瘤及骨结核等消耗性疾病可能。

3.意识状态

一般分为清醒、模糊、谵妄、昏睡、(浅、深)昏迷。

4.体位

患者静态时的姿势。

(1)自主体位:身体各部位能活动自如,不受限制。

(2)被动体位:患者不能自己调整或变换体位。常见于昏迷、极度衰弱或瘫痪患者。

(3)强迫体位:患者为缓解疾病的痛苦而不得不采取的体位。骨折或者关节脱位的患者因疼痛而被迫处于某种强迫体位以尽可能地减轻痛苦。

5.步态

即行走时表现的姿态,是检查神经系统和肌肉功能的重要方法之一,有助于对骨科疾病的诊断。

(1)剪刀步态:瘫痪双下肢强直内收,步行时一前一后交叉呈剪刀状,步态小而缓慢,足尖探地行走。脊髓伤病及痉挛性截瘫康复期、先天性脑瘫者多见。

(2)摇摆步态:健侧骨盆上下起落,躯干左右摇晃,不能走直线。先天性髋关节脱位、大骨节病、进行性肌营养不良、臀中肌无力、小脑疾病、前庭疾病患者多见。

(3)慌张步态:震颤麻痹患者行走时躯干强硬前屈,双臂不动,步伐小,伴有突进现象。

(4)共济失调步态:走路不稳,双目向下注视足下,闭眼不能保持平衡。见于脊髓疾患、周围神经病变、小脑病变、前庭迷路病变。

(5)跨阈步态:腓总神经麻痹和弛缓性瘫痪者足下垂。行走时患肢高抬,以免足趾擦地,类似鸡步。

(6)短肢步态:又称斜肩步态。下肢触地相正常,患侧肩部随着患肢落地而倾斜下落,躯干左右摇摆明显。成人双下肢长度相差 3 cm 以上患者多见。

(7)短促步态:保护性跛行步态。患肢触地负重时间短缩,双足触地时间相对延长,患肢跨步距离小于健肢,呈跳跃式步态。多见于下肢骨折、关节(足、踝、膝、髋)扭挫伤。

(8)间歇性跛行:行走时小腿酸软痛和疲劳感,需休息后方可继续行走,再继续行走还可发生。见于腰椎管狭窄症、腰椎滑脱、短暂性脊髓缺血、下肢动脉慢性闭塞性病变。

(9)外八字步态:行走时双下肢呈外旋外展位,多见于臀肌挛缩患者。

(10)强直步态:由于创伤、炎症等原因导致下肢髋、膝、踝关节强直时,可产生不同的强直步态。如髋关节强直呈鞠躬步态或者足尖步态;膝关节强直呈足尖步态或划弧步态;踝关节强直多呈鞠躬型步态。

(二)骨科基本检查方法

1.望诊

望诊是医师通过视觉来观察患者异常表现的一种临床检查方法。望诊能够观察到大量全身和局部的病态表现,从而占有重要地位。望诊应贯穿于整个体检过程之中。除了通过各个方向和不同体位仔细观察患者体型、体态、躯干和四肢姿势、轴线和步态有无异常外,还应特别注意下列情况。

(1)皮肤异常:皮肤红肿、发亮,表示炎症和水肿;有肿胀发亮并张力性水疱,提示关节内急性出血或该部位肿胀,筋膜腔内压力增高引起;皮下紫红色瘀斑为新鲜损伤,黄色瘀斑表明为陈旧性损伤,紫黑色瘀斑表明组织坏死;表皮裂伤系直接暴力外伤或该部开放性骨折;皮下出血点表明有过敏性紫癜、休克或中毒等。

(2)伤口:要观察其形状、大小、创缘是否整齐,伤口深浅、出血情况、伤口周围皮肤有无活力及缺损情况,污染情况,感染性伤口要观察伤口内分泌物、脓液、肉芽情况。

(3)瘢痕和窦道:要注意观察分泌物及其性状。经久不愈的窦道或时溃时愈的瘢痕,多数属于骨关节结核或慢性炎症性病变。

(4)有无畸形:肌肉有无萎缩,有无肢体肿胀、长短、粗细、成角畸形、包块。特别要注意手指足趾等畸形及肢体活动情况。

2.触诊

触诊是医师用手指与被检查者身体局部接触后的感觉及被检者的反应来判断异常体征的一种检查方法,主要有下列异常情况。

(1)压痛:部位、范围、程度和性质,应该从无痛区向疼痛区靠移按压,由浅入深,由轻到重按压。压痛点是寻找病灶(骨折)的最直接方法,通常情况下,压痛部位即为病变所在部位。

(2)有无异常活动和骨擦感:在骨干部位出现类似关节样活动,称为异常活动。异常活动是诊断骨折的特有体征之一,也可用来判断骨折的愈合情况。

(3)骨性标志有无异常:用棘突滑动触诊法可检查脊柱有无侧弯。

(4)包块:部位、大小、质地、活动度、波动感。

(5)皮温:局部皮温是否正常、外周血运是否正常。

(6)肌肉张力:肌肉张力、有无痉挛及萎缩。

3.叩诊

叩诊是医师用手指或者叩诊锤叩击被检者体表后的感觉和被检者的反应来确定有无异常的一种检查方法。主要检查有无局部叩击痛、肢体轴向叩击痛,棘突叩击痛,脊柱间接叩击痛(叩击头顶部)。

神经干叩击征(Tinel征):叩击已损伤神经的近端时,其末端出现疼痛,并逐渐向远端推移,表示神经再生现象。

4.听诊

不借助听诊器可听到弹响和摩擦音,当关节部位听到异常声响并伴有临床症状时多有临床意义,临床上常见于弹响髋、肩峰下滑囊炎、膝关节半月板损伤病例。另外关节脱位经手法复位时局部的"咯噔"样响声,可作为复位成功的信号,其次用听诊器可听骨传导音、血管杂音。

5.动诊

检查关节活动度和肌力。先主动检查,再被动检查。当神经麻痹或肌腱断裂时不能主动活动,但可以被动活动;当关节纤维性或者骨性僵直、皮肤、肌肉瘢痕挛缩时主、被动活动均受限;关节活动度超常,见于关节囊破坏、关节囊及支持韧带过度松弛或断裂。假关节活动见于骨折或骨缺损。

6.量诊

量诊分目测比拟法和尺测法。包括身高、肢体长度、周径、关节活动度、肌力、感觉障碍的测量。

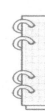

第三章 影像学检查

第一节 X 线 检 查

一、X 线检查在骨科诊断中的应用

骨科 X 线检查是最基本的传统检查方法。骨组织是人体的硬组织,含钙量多,密度高,X 线不易透过,骨与周围软组织、松质骨与皮质骨的明显对比,构成了 X 线检查诊断骨科疾病的基础。X 线检查能对大部分骨关节损伤和疾病作出诊断,不仅可以了解骨与关节疾病的部位、范围、性质、程度及与周围软组织的关系,为治疗提供参考,还可以在治疗过程中指导骨折脱位的整复及观察疗效。X 线检查还可以观察骨骼的生长发育和受营养代谢的影响。但细致的变化或密度接近的结构、肌腱和韧带等软组织,X 线片显影不佳,需要辅助特殊检查。平片显示骨皮质、骨小梁的细节方面和显示病灶空间定位整体轮廓方面优于 CT和 MRI,所以对骨折的显示最好。但 X 线片必须有骨结构遭到破坏消失或中断时才能发现病变,所以有时对疾病早期诊断有困难,如急性化脓性骨髓炎、早期股骨头坏死、类风湿关节炎早期病变等。由于 X 线检查对骨与关节疾病的诊治作用很大,所以骨科医师必须熟练掌握 X 线检查的理论知识和 X 线片的阅读方法。

二、常用检查方法

(一)透视

透视用于观察四肢骨折、复位或软组织异物的定位。但荧光影像不够清晰,细微病变和较厚部位难以清楚显示,通常不能对比和保留记录,对患者和医师都有一定的辐射损害。

(二)常规 X 线摄片

X 线摄片几乎用于所有的骨与关节疾病。应根据患者的症状和体征决定检查部位、范围和投射要求。X 线片可以保存,用以诊断、对比、观察疗效和随访。

(三)体层摄影

体层摄影是利用特殊装置专照某一体层的影像,使其显示清晰,可避免一般平片多层影像重叠混淆的缺点。主要用于观察早期炎症、肿瘤的骨质破坏、深部骨折、病灶死骨等。

(四)放大摄影

放大摄影利用高性能 X 线机增大胶片和投射部位的距离做几何学放大,用于观察细微的骨小梁、皮质等结构改变。当今的数字摄影技术已能很好对 X 线图像进行缩放。

(五)造影检查

造影检查包括血管造影、关节造影、脊髓造影以及窦道和瘘管造影。血管造影用于血管疾病的诊断、骨肿瘤的显示、骨肿瘤良恶性的鉴别、肿瘤介入治疗等。关节造影用于了解四肢关节的关节软骨、软骨板或韧带及关节结构的情况。对于诊断膝关节半月板损伤多采用双重造影对比,但 MRI 可以清楚、全面和无创地显示关节结构,常可取代关节造影。

三、X 线片的阅读

阅读和分析 X 线片需要一定的技能,应遵循如下原则。

(一)X 线片质量的评价

首先根据临床所见判断拍摄部位、位置、影像清晰度和对比度是否达到要求。黑白对比应清晰,骨小梁、软组织的纹理要清晰。

(二)根据密度对比

一般根据气体、脂肪、肌肉、骨骼和异物五种不同密度进行比较和分析。如膝关节积液,则髌下脂肪垫阴影消失;肢体组织显示有气体则可能为开放性损伤、手术后、皮下气肿或气性坏疽等。

(三)骨骼的形态及大小比例

读片要有系统性并按一定程序进行,如由外向内、由上向下、由软组织到骨关节等,依次观察每一骨和关节的改变。应掌握骨骼的正常形态的轮廓、排列和大小以利于区分异常变化。有时应考虑年龄等因素,必要时与健侧对比。

(四)骨结构

对于骨关节结构的改变应注意密度的改变、溶骨与成骨的改变。注意骨膜、骨皮质和骨松质。如有病变还需注意病变的部位、范围、数量等。

(五)关节及关节周围软组织

关节面透明软骨不显影、骨关节周围软组织显影不明显,但可以通过关节间隙判断软骨及关节腔的情况,通过软组织影判断关节囊是否肿胀等。

(六)特殊部位及患者

对于儿童 X 线片的阅读应注意骨骺出现的年龄及次序等。对于脊柱 X 线片的阅读正位片要注意椎体的形态、椎弓根的厚度、椎弓根的距离以及有无侧弯等,侧位片应注意排列弧度、椎体有无变形、密度等。

第二节　计算机断层扫描术

计算机断层扫描术(CT)是 20 世纪 70 年代发展起来的诊断工具。基本原理是 X 线穿射人体经部分吸收后被检测器所接收,检测器接收射线的强弱取决于人体横断面的组织密度。骨组织吸收较多的 X 线,检测器将测得一个比较微弱的信号,CT 值高,呈白色;相反,脂肪组织、空气则吸收较少的 X 线,将检测到一个比较强的信号,CT 值低,呈黑色。所测得的不同强度信号经过计算机处理后显示出图像。CT 由原始的第一代发展到第四代以及螺旋 CT 机。1989 年,螺旋 CT 机的问世标志着 CT 领域的再次革新。扫描速度快、冠状或矢状面重建的空间分辨率高,可行血管造影,不需要重复扫描而患者受辐射剂量减少,可行三维重建、薄层图像重建等。可立体角度呈现骨骼与邻近结构的解剖关系,对于了解病变和制订手术计划很有帮助,如先天性脊柱侧弯等的三维重建。高分辨率CT 能够从躯干的横断面图像观察脊柱、骨盆及四肢关节较复杂的解剖部位和病变,有分辨软组织的能力,不受骨骼、内脏遮盖的影响,应用价值较 X 线高。但CT 也有一定的局限性,可出现假阳性和假阴性。如在 CT 上不易区分椎间盘膨出或突出。CT 可以应用于以下情况。

一、骨折

特别是脊柱、骨盆、髋部等深部损伤。CT 能使脊柱爆裂骨折等显示骨块突入椎管压迫脊髓的情况,对手术有一定的指导意义。可显示髋关节骨折移位的程度,是否需要复位与内固定等。CT 是诊断跟骨骨折的重要工具,它能清晰显示距下关节面粉碎和不连续的程度,可为术前计划提供有价值信息。CT 还常用于桡骨远端骨折,以详细了解关节面,以及桡腕关节或远端尺桡关节是否受到波及。在某些依据 X 线诊断骨折非常困难的病例,CT 可提供较 X 线精确的信息。如用于评估不明显或复杂舟状骨骨折,了解骨折的愈合评价术后的情况。与 X 线不同,不论有无石膏,CT 均能提供相对满意的影像。

二、关节病变

CT 能显示关节内、软骨、韧带、肌肉及关节囊等软组织的病变。对于髋关节,主要用于诊断先天性髋关节脱位、股骨头缺血性坏死、髋关节内游离体、骨关节炎等。对于膝关节,可于屈曲 30°、60°时行髌骨横扫描,用于诊断髌骨半脱位、髌骨软化症。半月板损伤,CT 下可见半月板有裂缝,呈低密度的横形、纵形或斜形条状影,边界一般清楚。关节腔内造影时,可见撕裂的半月板间隙内有造影剂渗入,呈高密度条状影,还可以诊断盘状半月板、半月板囊肿、十字韧带撕裂等,但不如 MRI 显示清楚。对于肩关节,用于脱位后关节不稳,主要观察关节盂唇的病变。尤其是应用空气和碘造影剂双对比造影(CTA)时,更能清楚看到肩关节盂唇的损伤、撕裂骨折等病变。

三、软组织与骨骼的肿瘤

CT 可以测量出软组织病变范围,骨与软组织良恶性肿瘤的诊断,了解骨破坏程度、肿瘤周围组织情况、血管及神经关系等。可以引导活检、随访有无复发等。

四、脊柱病变

CT 可以显示椎间盘突出、椎管狭窄、后纵韧带骨化、脊髓畸形等。CT 能测出骨化灶的横径、矢状径和脊髓受压的程度。对于椎管狭窄的患者可以区分中央型狭窄或侧隐窝狭窄,可以看到硬膜囊及神经根受压的程度。对于腰椎间盘突出症的扫描,应尽量薄层扫描(1~5 mm),每个椎间盘可扫描 5 个层面,上下终板处各 1 个层面,中间 3 个层面。扫描平面尽量与椎间盘平行。CT 检查时,注入造影剂称为造影增强法。用于普通 CT 检查难以显示的组织病变、损伤及血管疾病等,可以增加病变与正常组织之间的对比度,血运丰富区增强作用最为显著。脊髓造影后1~4小时做CT检查称为CTM。椎间盘造影后1~4小时做CT检查称为CTD。CT造影可以提高诊断准确率,也可以显示各种脊髓病变如脊髓空洞症、肿瘤及脊膜脊髓膨出等先天性发育畸形。

五、脊柱畸形

通过相关软件对CT采集到的信息进行三维重建,可清晰显示全脊柱形态。

六、感染

CT可用于发现感染、结核等的骨质破坏、增生硬化、死骨形成和软组织影等。脊柱等感染与肿瘤难以区别时可以行CT检查帮助鉴别。

第三节　磁共振成像

磁共振成像(MRI)是目前检查软组织的最佳手段,在骨科领域用途广泛。MRI信号的强弱一方面与组织类型有关,另一方面与所采用的成像序列有密切关系。磁共振现象是指具有磁性的原子核处在外界静磁场中,使用一个适当频率的射频电磁波来激励这些原子核,在关闭电磁场时,原子核产生共振释放能量向外界发出电信号的过程。通过测定组织中运动质子的密度差进行空间定位以得到运动中的原子核分布图像。因为MRI能反映疾病的病理生理基础,较CT更具有开拓性。T_1加权像是指采用短TE(回波时间,一般<30 ms)、短TR(重复时间,一般<700 ms)扫描参数获得的MRI图像,主要表现组织解剖结构。T_2加权像是指采用长TE(一般>60 ms)、长TR(一般>1500 ms)扫描参数获得MRI图像,主要表现组织本身的特点。质子密度加权像是指短TE(<30 ms)、长TR(>1500 ms)扫描参数获得MRI图像。CT反映的是组织密度,而MRI反映的是组织信号。信号一般分高信号、中信号、低信号和无信号。皮质骨属于无信号(黑色),脂肪组织在T_1加权像呈高信号(白色),水及含水液体在T_2加权像呈高信号(白色)。

一、磁共振的特点

(一)MRI的优点

(1)无辐射、无放射性、无明确的损伤性。但较大磁场所产生的生物效应却不能忽视。如静磁场引起眩晕、头痛等。

（2）突破了仅以解剖学为基础的局限性，从分子水平提供诊断信息。

（3）一个位置可以多平面（超三维）成像，有利于立体观察病变。

（4）空间分辨率或反差分辨率高，尤其是对软组织较 CT 有更强的分辨率。能反映炎症灶、肿瘤周围被侵犯的情况。对于中枢神经系统疾病和关节内病变优于 CT。

（5）成像敏感性强，能检出 X 线片看不到的疲劳性骨折、股骨头缺血性坏死等。

（6）通过不同序列，可获得脂肪抑制技术，无需造影即可获得类似的脊髓造影，即磁共振液体（水）成像技术。

（7）无骨性尾影，流动的液体不产生信号（流动空白效应）。

（二）MRI 的不足与禁忌

（1）皮质骨病变、钙化（骨化）的观察不如 CT 清楚。

（2）空间分辨力不如 CT 或超声检查。

（3）设备昂贵，检查费用高。

（4）凡体内带有不可取的金属异物，如起搏器、人工关节、血管夹、钢板螺钉等为 MRI 相对禁忌。

（5）危重患者和不自主活动患者不宜行此检查。

二、磁共振检查在骨科领域的应用

（一）脊柱疾病

MRI 用于检查人体脊柱，特别是对脊髓神经组织、椎间盘等所提供的影像资料优于其他检查方法。适用于脊柱骨与软组织肿瘤、椎管内肿瘤、椎间盘病变、脊柱脊髓损伤、脊柱感染、脊髓空洞等。T_1 加权像适用于评价髓内病变、脊髓囊肿、骨破坏病变，T_2 加权像则适用于评价唇样骨质增生、椎间盘退行性病变与急性脊髓损伤。

1.退行性病变

退行性病变包括椎管狭窄、小关节病、韧带增生及脊柱失稳。可以从冠状位、矢状位、横截面的 T_2 加权像观察出退行性脊椎变化的各种病变。椎间盘的白色信号表示含水分充足之髓核，而周边的低信号则为纤维环。传统的 T_2 加权像仍是评价椎间盘内部结构最好的选择。当正常椎间盘开始呈退行性变时，椎间盘所含的水分即会逐渐减少，T_2 加权像上椎间盘的高信号部分开始减少，表示椎间盘开始脱水。当椎间盘变形时,即可表现出退变型、膨出型、突出型、脱出型或游离型改变。椎管狭窄则表现为椎管竹节状狭窄,同时腰椎脑脊液内所含的马尾神经也呈发束状,但磁共振的影像可能会强化其狭窄的程度,所以应用横断面评估椎管狭窄。小关节的退变则表现为 T_2 加权像上有滑液存于小关节中。

2.脊髓病变

脊髓空洞症、软组织纤维瘤、脊膜膨出、脂肪瘤、囊型星形细胞瘤、室管膜瘤与脊髓转移瘤等均可在 T_1 加权像上检出。MRI 还有助于鉴别髓内或髓外病变。

3.脊柱外伤

MRI 是脊柱脊髓外伤的重要检查手段,尤其是能显示脊髓本身的创伤、椎管与椎旁软组织的改变,MRI 血管造影也可诊断椎动脉损伤。但对骨折的敏感性和特异性较 CT 检查差。

4.脊柱感染性疾病

脊柱感染性疾病如化脓性脊髓炎、脊柱结核与椎间盘炎。脊柱化脓性感染在 T_1 加权像为低信号、T_2 加权像为高信号。MRI 冠状位常可看到椎旁软组织有无脓肿影。对于化脓性脊柱炎和椎间盘炎 MRI 可以早期诊断。

5.脊柱肿瘤

脊柱肿瘤包括原发性骨肿瘤、肿瘤样病变、转移瘤与感染等骨结构改变在MRI 可有特殊表现。MRI 能显示椎体血管瘤,T_1、T_2 加权像均呈现亮信号。MRI 显示转移瘤也非常敏感,溶骨性椎体转移灶在 T_1 加权像上信号比正常骨髓要低。质子密度加权像上呈中等信号,在 T_2 加权像呈高或中信号。成骨性骨转移瘤 T_1 及 T_2 加权像瘤灶比正常椎体信号低。

(二)关节病变

1.髋关节疾病

MRI 能早期发现股骨头缺血性坏死、关节唇的撕裂、骨关节病与肿瘤。目前只有 MRI 能对股骨头坏死做出早期诊断,首先是脂肪组织的变形和坏死,而MRI 在脂肪发生坏死时即有阳性所见。

2.膝关节疾病

大多数膝关节半月板损伤(包括盘状半月板)、交叉韧带的损伤 MRI 诊断率均较高,半月板损伤可见半月板表面高信号线性影像(撕裂)或纵形影像(断裂)。

3.肩关节疾病

肩关节疾病常以软组织病变为主。MRI 能准确显示肩袖撕裂的部位,还能显示其他相关组织的病理改变。此外,对于相对较小的关节盂、关节囊、二头肌腱病变等异常改变均能显示。

4.骨与关节感染

MRI可早期发现感染,T_2加权像显示高信号。

(三)骨与软组织肿瘤

对于不能应用X线等诊断的骨或软组织肿瘤,MRI可以帮助诊断,特别是对于骨髓的病变非常敏感。

(四)磁共振造影技术

磁共振造影技术又称磁共振增强技术。脊柱化脓性感染、脊柱结核等MRI增强后均显示有改变,有助于鉴别诊断。

(五)磁共振液体成像技术

磁共振液体成像技术包括磁共振胆胰管成像(MRCP)、磁共振脊髓成像(MRM),但分辨率差、无法动态观察。MRM以腰段最佳,显示良好的对比情况和空间分辨率。

第四节 B 超 检 查

超声检查方法有超声示波诊断、二维超声显像诊断、超声光点扫描和超声频移诊断法,骨科常用超声声像方式,以光点的多少区分为暗区、液性暗区、衰减暗区、稀疏光点、致密光点及密集光点。骨科常用二维超声显像和多普勒血流显像方法。二维超声成像通过获得检查对象的不同二维切面图,直接显示病变的声学特征变化。彩色多普勒血流图需叠加在二维图像上才具有结构和方位信息。

根据声阻相差大小与组织结构内部的均匀程度不同等,可将人体组织器官声学类型分为无反射、少反射、多反射和全反射四种。

B超是一种无创的检查方法,可测定血流、检查血管,可在B超引导下行肿瘤活检或介入治疗。但因不能用超声显影、不能经空气传递,清晰度和分辨率不高。

一、骨折

正常骨骼显示一条致密骨回声带,表面光滑,可达数毫米厚,骨折时,纵切面骨回声带分离或重叠,多在骨折后方有声影。但对骨折的确切形态不如 X 线片。正常骨回声带前方紧贴一狭窄的线状低回声骨膜反射带区,骨折后骨膜连续性中断或局部低回声区范围显著增大变宽,以后随骨痂的形成可以见到回声增强。

二、骨肿瘤

骨肿瘤超声显示边界较清楚,形态呈半圆、椭圆或弧形光带隆起于骨表面,也可不规则或分叶状。骨肿瘤的类型、大小等不同的瘤体实质内可见回声均匀程度不一、强度不等。恶性骨肿瘤基底和骨质破坏,骨回声带不平整或缺损。周围软组织受压、浸润或粘连而使结构不清。

三、脊椎退行性变

超声不能透过椎体,但可透过椎间盘,可以探查到椎管内的病变、硬膜囊的宽度、椎管的内径等。椎间盘突出则表现为椎管内增强的光点、光团或光带,后方多无声影。

四、关节疾病

超声可以诊断关节积液,表现为在髌上间隙、股骨远端前方和股四头肌后方见到液性暗区。关节积液结合临床可以诊断相应的关节炎性疾病,超声定位穿刺出脓液即可确诊。滑膜增厚时,则有不规则实体回声突入暗区内。超声可以诊断 X 线显示不清的<6 个月的婴幼儿先天性髋关节脱位,可显示此时期髋关节的解剖结构。超声可以诊断膝关节半月板损伤,根据声像图上半月板区内出现异常回声,如等信号状回声结构、线状强回声结构、液性暗区或水平位低回声等即可诊断。合并半月板囊肿时还可见到囊肿图像。此外,对于腘窝囊肿、侧副韧带损伤、肩袖撕裂等超声均能给予诊断。

五、血管疾病

利用多普勒等超声可以诊断颈动脉、椎动脉以及四肢血管的病变。可诊断动脉损伤、动脉硬化性闭塞症、动脉瘤、深静脉血栓、动静脉瘘等疾病。

六、感染

急性血源性骨髓炎可见骨膜下脓肿液性暗区,骨膜被掀起、抬高并增厚,周围软组织水肿,回声降低等。慢性骨髓炎显示骨皮质表面粗糙不平、骨膜增生、骨皮质连续性中断并出现缺损、软组织脓肿、有窦道或死骨等。

第五节 脊 髓 造 影

一、概述

脊髓造影又称椎管造影,是向蛛网膜下腔注入造影剂,通过 X 线、CT 或其他影像学检查观察造影剂在椎管内充盈、流动情况,间接反映椎管内形态变化,对椎体骨折及椎管内占位性病变等疾病有一定的诊断价值。随着 CT 和 MRI 的广泛应用,椎管造影作为创伤性检查已经逐渐被临床遗忘。更有学者认为,随着 MRI 技术的日益完善,几乎可以完全代替椎管造影。贾连顺等研究认为,CT 扫描、MRI 检查虽有许多优越性。但在腰椎管狭窄和腰椎间盘突出症的诊断和治疗中并不优于椎管造影。在 CT、MRI 不能确定诊断时,应用椎管造影检查仍然是有益的。对有脊髓与马尾或脊神经根受压症状、但难以确诊需进一步检查者,可辅助诊断。也用于诊断病变,如脊髓本身和髓外变化。还可用于鉴别诊断脊髓受压是由于肿瘤还是椎间盘突出或椎体后部骨赘引起等。

目前临床常见的造影类型为碘剂造影:将含碘造影剂注入蛛网膜下腔观察椎管内病变。碘海醇(碘海醇注射液)是目前临床常用的造影剂。空气造影目前临床已不常用。

二、适应证

(1)不能明确脊髓内或外的病变,脑脊液动力学检查证明蛛网膜下腔梗阻,但病变部位和范围又不十分明确者。

(2)可疑椎管内肿瘤及其鉴别诊断。

(3)椎体附件和椎间盘、韧带等病变,如椎间盘突出、椎管狭窄等。

(4)脊髓膨出等先天性异常。

三、禁忌证

(1)肢体痉挛症状中癫痫发作者。

(2)穿刺部位的局部皮肤有炎症、破溃者;椎管内疑有出血及炎症者。

(3)碘过敏者、暂无手术指征或不宜手术者。

四、造影方法

(一)体位

嘱患者侧卧于硬板床上,背部与床面垂直,头向前胸部屈曲,两手抱膝紧贴腹部,使躯干呈弓形;或由助手在术者对面用一手抱住患者头部,另一手挽住双下肢腘窝处并用力抱紧,使脊柱尽量后凸以增宽椎间隙,便于进针。

(二)穿刺部位

1.腰椎穿刺

上行性造影。穿刺部位常选择 $L_{3~4}$ 或 $L_{4~5}$ 棘突间隙作为穿刺点(图 3-1),可以髂后上棘连线与后正中线的交会处为穿刺点。操作简易,安全,临床上较常用。

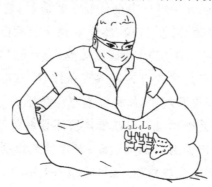

图 3-1 腰椎穿刺点

2.小脑延髓池穿刺

下行性造影。是判断颈髓段病变较为理想之穿刺部位(怀疑有上颈段或颅内有占位性病变者慎用),但少用于腰部病变者,除非有腰椎穿刺禁忌证又必须造影者。

(三)麻醉

常规消毒皮肤后戴无菌手套与盖洞贴,用 2% 利多卡因自皮肤到椎间韧带逐层做局部浸润麻醉。

(四)操作

术者用左手固定穿刺点皮肤,右手持穿刺针以垂直背部的方向缓慢刺入,成人进针深度为 4~6 cm,儿童则为 2~4 cm。当针头穿过韧带与硬脑膜时,可感到阻力突然消失有落空感。此时可将针芯慢慢抽出(以防脑脊液迅速流出,造成脑疝),即可见脑脊液流出。

待有脑脊液流出时,抽出与打入的造影剂相当数量的脑脊液,再向椎管内缓慢注射造影剂。注意不能使空气进入椎管,以免影响造影效果。对儿童及其他不合作患者,可在全麻下进行。

(五)穿刺后

注入造影剂,使造影剂向患处浓集。造影剂被注入蛛网膜下腔后,不久即同脑脊液混匀,随体位变动造影剂流向不同。颈部病变行造影者,为了使患者病变部位显影清晰,需要患者保持特殊体位——膝胸卧位(图 3-2),同时抬高头部,使造影剂在颈椎处集中以便显影。

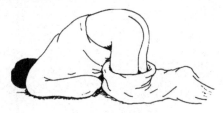

图 3-2 膝胸卧位

(六)CT 检查

注入造影剂后 3、4 小时内需进行 CT 检查。

五、护理

(1)接到造影医嘱后,检查穿刺部位的皮肤状况,必要时备皮。

(2)体位护理:患者做完计算机断层扫描脊髓造影(CTM)回病房后,嘱患者 24 小时内尽量卧床休息,减少活动,鼓励患者大量饮水,使造影剂尽快排出。患者卧床时,可以枕枕头,可采取侧卧位或平卧位。

(3)造影后常见并发症及护理如下。

碘海醇变态反应及护理:患者注入造影剂后出现腰背部胀痛,伴头痛、胸闷、心悸、恶心、呕吐、面部潮红、胸颈部荨麻疹、皮肤瘙痒等症状时,应高度怀疑碘海醇变态反应。此时应立即通知医师,尽快建立静脉通路,遵医嘱给抗过敏药并观察用药后反应;注意保暖;加强巡视。

椎管内感染症状:如剧烈头痛、颈项强直、喷射性呕吐、高热、惊厥等症状,应及时通知医师。

肢体肌肉痉挛:轻者可用镇静剂,重者甚至引起双侧股骨颈骨折。因此需采取有效措施,包括安眠药物等解痉剂的使用。手足抽搐时可注射葡萄糖酸钙。肌内注射地西泮可以控制痉挛。

头晕、心慌、恶心、呕吐,甚至虚脱休克等症状,较常见。平衡保持能力差,应保证患者安全,避免摔伤。可对症治疗给予止吐药物。

发热:一般持续 1~2 天,不超过 38 ℃。对高热或持续时间长者应注意感染的可能。严密观察患者体温变化及药物反应。

(4)嘱患者 24 小时内不要洗澡。

(5)接受造影的患者应列入交班内容,造影术后第 2 天应揭去敷料观察伤口情况。

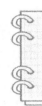

第四章 实验室检查

第一节 血液学检查

一、常规检查

(一)白细胞计数和分类

1.急性化脓性细菌感染

通常白细胞计数$>15\times10^9$/L,其中$>80\%$的细胞是粒细胞。另外,核左移是其特征性的表现,且有时候是其唯一的特征。

2.组织坏死和无菌性炎症

粒细胞计数仅有轻度上升,核左移少见。

3.慢性炎症

正常的白细胞计数或轻度上升,常是单核细胞增多。

(二)红细胞沉降率

红细胞沉降率是传统且应用较广的指标,用于诊断疾病时虽然缺乏特异性,但操作简单,具有动态观察病情、监测疗效的价值。

二、关节液及脑脊液检查

(一)关节液检查

检查关节液的目的主要是了解关节状况与其相对应疾病之间的联系,以及区分炎性渗出和非炎性渗出,以便做出排除诊断。

1.采集标本要求

标本采集应使用普通肝素进行抗凝(使用肝素锂和草酸盐抗凝易导致关节

液形成结晶,从而造成显微镜镜检出现假阳性),并及时送检。

2.检查内容

(1)常规检查:外观(体积、颜色、透明度、黏滞度)、黏蛋白凝块形成试验、pH 值。

(2)特殊检查如下。

临床生化检查:总蛋白、葡萄糖、乳酸、尿酸、酶。

血液学检查:细胞计数、细胞分类。

显微镜检查(关节液原液)。①变性细胞:在细胞质内它们含有淡绿色至橄榄绿色颗粒,这些颗粒含有免疫球蛋白、类风湿因子、纤维蛋白质和抗核因子。②结晶体的观察:除一般生物光学显微镜检查外,最好用偏振光显微镜做鉴定。临床常见尿酸盐、焦磷酸钙、磷灰石、脂类和草酸钙结晶。③淀粉样蛋白:可发现含有淀粉样蛋白的滑膜内壁细胞碎片。

(3)免疫化学检查:类风湿因子、抗核因子、免疫球蛋白、补体、细胞因子。

(4)细菌学检查:革兰染色、培养。

3.临床意义

关节液检查的临床价值在于区分四大类型的渗出液:非炎性渗出液、炎性渗出液、化脓性渗出液、损伤性渗出液。通过上述检查进行关节疾病的鉴别诊断。

(二)脑脊液检查

1.适应证

凡有以下条件之一者,为进行脑脊液检查的适应证。

(1)有脑膜刺激症状。

(2)疑有颅内出血时。

(3)有剧烈头痛、昏迷、抽搐或瘫痪等症状和体征而原因不明者。

(4)疑有脑膜白血病。

(5)中枢神经系统疾病进行椎管内给药治疗,手术前进行腰麻、造影等。

2.标本采集

将抽取的脑脊液分别收集于 3 个无菌小瓶中,每瓶 2～3 mL,第一瓶因可能含少量红细胞,宜做细菌学检查;第二瓶做化学或免疫学检查;第三瓶做细胞计数。标本采集后立即送检,以免因放置过久细胞破坏、葡萄糖分解或形成凝块等影响检查结果。

3.检查内容

(1)物理学检查。①颜色正常:脑脊液为无色水样透明液体,在病理情况下,可呈不同颜色改变。②透明度正常：脑脊液清晰透明。当含较多的细胞或细菌时则可变为混浊，混浊程度因细胞量或性质不同而异。③凝固物正常：脑脊液不含纤维蛋白原，因此不会凝固。当脑脊液中有炎性渗出物时，因纤维蛋白原和细胞数增多而形成凝块。

（2）化学检查：蛋白质、葡萄糖、氯化物、酶学检查。

（3）显微镜检查。①白细胞计数及分类：正常脑脊液中无红细胞，仅有少数白细胞，外伤及穿刺损伤血管时脑脊液中可有不同数量的红细胞出现。②细胞学检查：以离心沉淀涂片、玻片离心法或醋酸纤维膜浓集法收集脑脊液中的细胞成分，可提高肿瘤细胞的检出率。

（4）细菌学检查：正常脑脊液中无细菌，在中枢神经系统感染时可找到相应的病原菌。①直接涂片法标本要求：用无菌管留取，常温下 15 分钟内送到实验室。将脑脊液离心制成涂片，经革兰染色查找脑膜炎奈瑟菌、肺炎链球菌等，经抗酸染色查找结核分枝杆菌，墨汁染色查找新型隐球菌。②细菌培养标本要求：最好在用药之前采集标本，如果标本量较多，可将标本注入血培养瓶中；如果标本量较少，常温下 15 分钟内送到实验室，不得将标本放入冰箱中保存。

第二节　相关生物化学及免疫学检查

一、急性时相反应蛋白检查

急性时相反应蛋白是伴随组织损伤、局部缺血、急性感染与炎症反应而升高的一组血浆蛋白质，由糖皮质激素介导、肝细胞合成和分泌。

（一）C 反应蛋白

C 反应蛋白是一种由肝脏合成的、能与肺炎球菌 C 多糖体起反应的急性时相反应蛋白。其主要的生物学功能是通过与配体结合，激活补体和单核吞噬细胞系统，从而使带有配体的病原体或病理细胞被清除掉。

1.标本采集及影响因素

血清或全血标本检测，轻度黄疸、溶血、脂血不干扰检测。

2.检测方法

主要包括免疫透射比浊法、免疫散射比浊法等。

3.临床意义

(1)该检测目前已经成为医院的一项常规检测项目,用来反映机体的感染情况,辅助感染性疾病的诊断。感染急性期,C反应蛋白浓度可迅速升高至上千倍;疾病治愈后,其含量又可急速下降。病毒感染时,其浓度变化不大,故也可以作为细菌感染和病毒感染的鉴别指标。

(2)并发感染的鉴别:细菌的内毒素是急性时相反应的最有效的刺激剂,因此最高水平的C反应蛋白可发生在革兰阴性菌感染时,数值有时高达500 mg/L。革兰阳性菌感染和寄生虫感染通常引起中等程度的反应,数值在100 mg/L左右。病毒感染引起的反应最轻,通常不超过50 mg/L,极少超过100 mg/L,故C反应蛋白检测可作为细菌感染与病毒感染的鉴别指标,但其特异性不如降钙素原。手术和创伤时C反应蛋白轻度升高,一般在10~50 mg/L。

(3)评价疾病活动性和监测疗效:C反应蛋白10~50 mg/L提示轻度炎症,C反应蛋白≥100 mg/L提示较严重的细菌感染。在治疗过程中若C反应蛋白持续在高水平,则提示治疗无效。

(二)降钙素原

1.标本采集及影响因素

检测标本为血清或血浆,由于检测试剂中含有单克隆鼠抗体,因此某些接受单克隆鼠抗体治疗或诊断的患者样本结果可能会受影响。

2.检测方法

酶联免疫吸附测定方法、电化学发光免疫测定方法、免疫胶体金检测方法等。

3.临床意义

降钙素原是无激素活性的降钙素前肽物质,健康人血浆中降钙素原含量极低。当全身性细菌、真菌、寄生虫感染,以及脓毒血症和多脏器功能衰竭时它在血浆中的水平特异性升高,升高的程度与感染的严重程度及预后相关。而在无菌性炎症、自身免疫、变态反应和病毒感染时,降钙素原水平不会增高或仅有轻度变化。血清降钙素原的升高与细菌感染密切相关,在全身性、系统性严重感染中,降钙素原早期即可升高,经抗生素治疗控制感染后,血中降钙素原水平会下降。在病毒性感染及局部细菌感染而无全身表现的患者,降钙素原仅轻度升高。因此,降钙素原已被用作全身严重感染或败血症时的一个重要观察指标,在全身性细菌感染和脓毒血症的辅助诊断、预后判断、疗效观察等方面有较高的应用价值。

二、人类白细胞抗原 B27(HLA-B27)检查

(一)标本采集及影响因素

抗凝全血。

(二)检测方法

检测方法有很多种,大多数实验室常采用的方法有酶联免疫吸附测定方法、流式细胞仪检测法、聚合酶链式反应法等。

(三)临床意义

研究发现 HLA-B27 抗原表达与强直性脊柱炎有高度的相关性,超过 90％的强直性脊柱炎患者 HLA-B27 抗原表达阳性,而正常人群中仅有 5％～10％的阳性率。故 HLA-B27 的检测是强直性脊柱炎诊断和鉴别诊断中的一个重要指标。

三、血清蛋白电泳和免疫固定电泳检查

(一)血清蛋白电泳

在 pH 值 8.6 的缓冲液中,血清中各种蛋白质都电离成负离子,溶液中带负电荷的粒子在直流电场作用下,向正极方向泳动。由于各种蛋白质等电点不同,致使在相同 pH 值条件下不同蛋白质所带电荷量存在差异,同时各种蛋白质的分子大小、分子形状也各不相同,带电荷越多、直径越小或越接近球形的蛋白质移动越快。利用这种原理对不同蛋白组分进行分离鉴定的技术,叫血清蛋白电泳。

1.标本采集及影响因素

检测标本为血清。

2.检测方法

血清醋酸纤维素膜电泳和血清琼脂糖凝胶电泳是临床常用的血清蛋白电泳检测技术。毛细管电泳或高效毛细管电泳是指以毛细管为分离柱的一种电泳方式,由于毛细管置于冷却系统中有效地冷却降温,故可加以直流高压作为驱动力,使样品在高压电场中快速泳动,具有高效、快速、高分辨率等优点,是达到高效分离的一类新型电泳技术。

3.参考区间

血清蛋白电泳一般分成 5 个主要区带,从正极起依次为清蛋白、α_1、α_2、γ-球蛋白。分离后的蛋白质区带经染色后,由光密度扫描仪对各区带进行吸光度检测,各组分采用各区带的百分含量(％)表示。由于染色剂和电泳条件不同,

以及不同人群间可能存在生物学变异,因此参考区间也存在差异,各实验室应建立自己的参考区间。

4.临床意义

不同疾病时,血清蛋白电泳区带会出现相应的变化,通过血清蛋白电泳的检测,有助于对疾病进行辅助诊断。正常情况下,血清蛋白电泳图谱上 γ 区带表现为颜色浅淡且宽的弥散区带,主要成分是免疫球蛋白。当出现 M 蛋白时,M 蛋白带表现为 γ 区带或 γ~β 区带之间出现狭窄浓集的异常窄区带。M 蛋白的电泳位置可大致反映免疫球蛋白的类型,但若要确切区分其类型,需要进一步做免疫固定电泳来确证。

(二)免疫固定电泳

1.标本采集及影响因素

检测标本可以是血清、尿液、脑脊液或其他体液。

2.检测方法

包括蛋白电泳和免疫沉淀两个过程。具体方法是将抗血清直接加于电泳后蛋白质区带表面,如果有对应的抗原存在,则会在相应的区带位置,发生抗原与相应抗体的沉淀反应,形成的复合物嵌于固相支持物中,通过染料染色后,可观察是否有某种单克隆免疫球蛋白存在,同时判断其类型。

3.临床意义

M蛋白在免疫固定电泳中显示为狭窄而界限明确的区带,而多克隆增生或正常 γ-球蛋白区带是弥散分布的,用于对多发性骨髓瘤进行进一步的鉴定和分型。

四、骨质疏松相关标志物检查

(一)骨代谢指标

1.骨标志物定义

骨生化转换标志物、骨代谢标志物是在骨转换过程中骨组织自身的代谢产物(分解与合成),简称骨标志物。骨标志物反映的是全身骨骼的动态状况,代表骨转换的总体速率。

2.骨代谢指标

严格地讲,骨标志物不完全等同于骨代谢指标,后者还应包括调节骨代谢的一些主要激素,如甲状旁腺激素、活性维生素 D 和降钙素等。

3.标本采集及影响因素

检测标本可以是血清、血浆或尿液。血液标本的采集应在清晨空腹进行,尿液标本应留取晨起第一次或第二次尿液。长期监测的患者,每次均应在相同的时间段空腹采集标本,以尽量减少昼夜节律和饮食对检测结果的影响。血液标本采集应注意避免溶血,采集后需要及时送检。

4.检测方法

检测的方法很多,如放射免疫测定法、酶联免疫吸附测定、电化学发光免疫测定法、高压液相色谱法等。采用的方法不同、试剂不同,结果间会存在差异。对于连续监测或判断疗效的患者建议在同一家检测机构或医院,使用同一检测系统进行检测,以保证检测结果的可比性。

5.参考区间

不同实验室由于检测方法、检测仪器、适用人群等条件的不同,结果不具有可比性,开展检测的实验室宜验证厂家提供的参考范围或建立自己的参考范围,并定期进行评审和确认。

6.临床意义

近几年来骨代谢指标检测的兴起,在辅助骨质疏松症诊断、监测疗效、增加患者治疗依从性、预测骨折风险、协助用药方案选择、代谢性骨病的鉴别诊断等方面起到了积极有效的作用,受到了临床医师的关注和认可,突显出实验室检测指标助力临床诊疗的优势。

(二)骨标志物的分类及介绍

骨标志物主要分为骨形成标志物和骨吸收标志物,前者代表成骨细胞活动和骨形成时的代谢产物,后者代表破骨细胞活动和骨吸收时的代谢产物,特别是骨基质降解产物。

1.骨形成标志物

(1)骨性碱性磷酸酶:通过葡萄糖基磷脂酰肌醇连接在成骨细胞膜表面的胞外酶,水解焦磷酸盐,提供无机磷,是合成骨矿化物质羟基磷灰石的必需物质,是骨组织矿化的主要调节因子,部分释放入血。骨性碱性磷酸酶在反映成骨细胞活动状况和骨形成上有较高的特异性,优于骨钙素。

(2)Ⅰ型原胶原N端前肽和Ⅰ型原胶原C端前肽:Ⅰ型胶原蛋白主要在骨组织合成,此外软组织,如皮肤、血管、肌腱等也能产生。但由于骨组织中Ⅰ型胶原蛋白含量在体内最多,并且转换率较软组织高,因此测定Ⅰ型胶原蛋白代谢物有助于反映骨形成状态。胶原合成过程中,首先合成的是原胶原。在原胶原的N端和C端各有一个延长肽,称为前肽。在Ⅰ型胶原蛋白成熟的过程中,分子两端的前肽分别被N端和C端蛋白酶切除,并以等摩尔浓度大部分释放入血。在一定范围内是反映成骨细胞活动、骨形成以及Ⅰ型胶原蛋白合成速度的特异指标。

(3)骨钙素:又称骨γ-羧谷氨酸包含蛋白,是成骨细胞分泌的一种特异的非胶原蛋白。在$1,25-(OH)_2-D_3$刺激下由成骨细胞合成和分泌,与羟磷灰石有较强的亲和力。其3个谷氨酸残基需要在维生素K的参与下羧基化,只有羧基化的骨钙素才具有与钙和矿物质结合的能力,是骨基质矿化的必需物质。合成后大部分沉积在骨基质中,小部分释放入血液循环。主要生理功能是抑制异常的羟磷灰石结晶形成,维持骨的正常矿化速度,可以反映成骨细胞活性和骨形成的情况。由于骨基质降解时,其中的骨钙素也会进入血液循环,因此也是评价骨质疏松妇女骨转换率的一个有用指标。

2.骨吸收标志物

这些标志物都是骨基质的降解产物,反映骨吸收,其升高程度与破骨细胞活性的增高是一致的。

(1)抗酒石酸酸性磷酸酶5b(TRACP5b):由破骨细胞产生和分泌,能抵抗酒石酸的抑制,故称为抗酒石酸酸性磷酸酶。因其电泳时位于第5泳带,所以又称5型抗酒石酸酸性磷酸酶。5型TRACP有两种同工酶,人破骨细胞分泌的是5b,是骨吸收的一项生化指标,主要反映破骨细胞活性和骨吸收状态。由破骨细胞刚分泌到血液中的TRACP5b是有活性的酶,但当TRACP5b在血液循环中被清除之前已无活性,并被降解为碎片。这样TRACP5b不会因肝、肾功能受损而在血液中积蓄。

(2)Ⅰ型胶原蛋白吡啶交联终肽:主要包括吡啶啉和脱氧吡啶啉,脱氧吡啶啉只存在于骨和牙齿中,而吡啶啉存在于骨、软骨、韧带和血管壁中,是Ⅰ型胶原蛋白分子之间构成胶原纤维的交联物,起稳定胶原链的作用。骨吸收时Ⅰ型胶原蛋白被降解,脱氧吡啶啉和吡啶啉释放入血并从尿中排出,是反映骨胶原降解和骨吸收的指标。

(3)Ⅰ型胶原蛋白C端肽和N端肽:是Ⅰ型胶原蛋白分解的产物,是很好的骨吸收标志物。国际骨质疏松基金会推荐Ⅰ型原胶原N-端前肽和血清Ⅰ型胶原C末端肽是敏感性较好的骨标志物。

(三)与骨代谢相关的其他指标检查

为了帮助进行鉴别诊断,对已诊断或临床怀疑骨质疏松的患者除了做相关影像学检查外,实验室检查还应包括血、尿常规,肝、肾功能,钙、磷、碱性磷酸酶、血清蛋白电泳等。同时可酌情进行以下检查:红细胞沉降率、性激素、甲状旁腺激素、尿钙磷、甲状腺功能、皮质醇、血气分析、血尿轻链、肿瘤标志物等。

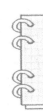

第五章 常用治疗技术

第一节 石膏固定技术

医用石膏(脱水硫酸钙)由天然石膏石,即结晶石膏(含水硫酸钙)煅制而成。将天然石膏石捣碎,加热到 $100\sim200\ ℃$,使其失掉部分结晶水即成。大规模制备可用窑烧,小规模制备可用铁锅炒。用铁锅炒时一边加热,一边搅拌,粒状石膏粉先变成粥状,再变为白色粉状,即可使用。用时石膏粉吸水又变成结晶石膏而硬固,此过程一般需要 $10\sim20$ 分钟。水中加少量食盐或提高水温可使硬固时间缩短,加糖或甘油可使硬固时间延长。石膏硬固后体积膨胀 1/500,故石膏管形不宜过紧。加盐后石膏坚固性降低,故应尽量不加食盐。石膏完全干燥(北方 $5\sim8$ 月份天气)一般需 $24\sim72$ 小时。

一、石膏绷带制作和使用

(一)石膏制作

用每厘米有 12 根纱的浆性纱布剪成宽 15 cm,长 5m;宽 10 cm,长 5 m;宽 7 cm,长 3 m 3 种规格的长条,去掉边缘纬线 $2\sim3$ 根,卷成卷备用。做石膏卷时把绷带卷拉出一段,平放在桌面,撒上 $1\sim2$ mm 厚石膏粉,用宽绷带卷或木板抹匀,边抹边卷。石膏卷不宜卷过紧,否则水分不易渗透;也不宜过松,否则石膏粉丢失太多。

为了使用方便,还可做成宽 15 cm,长 60 cm;宽 10 cm,长 45 cm 两种规格的石膏片。每种石膏片的厚度都是 6 层。石膏片应从两头向中间卷好备用。

石膏卷和石膏片做好后,应放在密闭的铁桶或其他防潮容器内,以免受潮吸水而不能使用。以上为传统的石膏绷带制作方法,已不多用,现有成品石膏绷带可购。近年来,又有新型的高分子外固定材料,它不同于传统石膏绷带,但应用方法类似,且更薄、更轻,透气性好,便于护理,但是费用较高,拆换困难。

(二)石膏绷带用法

使用时,将石膏卷或石膏片平放在 30～40 ℃的温水桶内,根据桶的大小,每次可放 1～3 个。待气泡出净后,以手握其两端,挤去多余的水分,即可使用。石膏卷或石膏片不可浸水过久,以免影响使用。

(三)石膏衬垫

为了保护骨突出部位的皮肤和其他软组织不被压伤,在石膏壳里面都必须放衬垫或绵纸。常用的衬垫有衬里(即制作背心的螺纹筒子纱、毡子、棉花、棉纸等)。衬垫多少可根据患者胖瘦、预计肿胀的程度和固定的需要而定。根据具体情况也可采用软垫石膏和无垫石膏。前者衬垫较多,较舒适,但固定效果较差;后者只在骨突出部放些衬垫,其他部分只涂凡士林,不放任何衬垫,因而固定效果较好,但易影响血运或导致皮肤压伤。

(四)石膏固定注意事项

(1)清洗干净皮肤,若有开放伤口,应更换敷料。纱布、纱布垫和黏膏条尽可能纵行放置,禁用环行绷带包扎,以免影响肢体血运。

(2)肢体或关节必须固定在功能位,或所需要的特殊位置。在上石膏绷带过程中,尽量将肢体悬吊在支架上,以始终保持所要求的位置。如无悬吊设备,也可专人扶持。肢体位置摆好后,中途就不要变动,以免初步硬固的石膏裂开,影响其坚固性;尤其是应避免在关节屈侧出现向内的皱褶(图 5-1、图 5-2)而引起皮肤压伤,甚至肢体缺血、坏死。

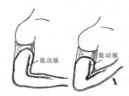

图 5-1　上石膏中途强行屈肘,容易发生肢体缺血、坏死

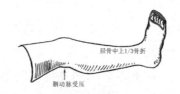

图 5-2　长腿石膏管形皱增,压迫腘动脉

（3）扶持肢体时应尽量用手掌，因为用手指扶持可使石膏出现向内凸的隆起而压迫皮肤。

（4）石膏绷带不宜包扎过紧，以免引起呼吸困难、呕吐（石膏管型综合征）、缺血性挛缩、神经麻痹，甚至组织坏死。但也不可过松，过松则固定作用欠佳。

（5）石膏绷带之间不可留有空隙，以免石膏分层散开，影响其坚固性，因此上石膏时应边上边用手涂抹，务使各层紧密接触，凝成一体。但在肢体凹陷处，石膏绷带应特别放松，必要时剪开，务使绷带与体表附贴，切不可架空而过。

（6）四肢石膏固定应将指（趾）远端露出，以便观察其血运、知觉和活动功能。

（7）固定完毕后，可用变色铅笔在石膏上注明上石膏、去石膏的日期及其他注意事项。有伤口的应标明伤口位置，或将开窗位置画好，同时画上骨折情况更好。

（五）石膏固定后的观察与护理

（1）抬高患肢，以减少或避免肢体肿胀。

（2）注意患肢血运，经常观察指（趾）皮肤的颜色和温度，并与健侧比较。如发现指（趾）发绀、苍白、温度降低，应立即剪开石膏。

（3）经常检查指（趾）的运动功能、皮肤感觉。如指（趾）不能主动运动，皮肤感觉减退或消失，但血运尚好，表明神经受压，应立即在受压部位开窗减压，或更换石膏。如同时有血运障碍，则应考虑缺血性挛缩，必须立即拆除石膏，寻找引起缺血性挛缩的原因，并给予必要的处理。

（4）注意局部压迫症状，如持续性疼痛时间稍久，应及时在压迫处开窗减压或更换石膏绷带，否则可能引起皮肤坏死和溃疡（图5-3）。

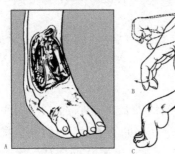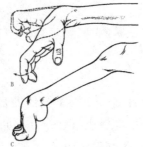

图5-3 石膏严重并发症

A.局部皮肤压迫坏死；B、C前臂及下肢缺血性挛缩

（5）气候寒冷时，应注意外露肢体的保暖，以防冻伤；气候炎热时，应预防中暑。

(6)石膏硬固后,必须促其快干。温度低、湿度大时,可用灯泡加温烘烤,或用电风扇吹干,并注意保持空气流通。

(7)注意保持固定石膏干净,避免尿、粪或食物沾污;翻身或改变体位时,注意保护石膏,避免折裂。

(六)固定石膏的开窗、切开和拆除

常用的切割石膏工具有长柄石膏剪、短柄石膏剪、石膏刀、石膏锯、撑开器、电锯等。为了解除局部压迫或进行换药,可在石膏上开窗。首先根据压迫部位或伤口位置在石膏上准确画出开窗范围。再用石膏刀、锯或电锯沿画线切割,到达衬垫时即停止,注意勿伤及皮肤。有衬里的,应将衬里自中心向开窗边缘剪开,并将衬里向外翻转,再用石膏浆及石膏绷带把剪开的衬里粘合,固定在石膏窗的边缘,以防石膏渣落入伤口内。

管形石膏一般采取纵行切开,可在背面、掌面或两侧进行。切开必须完全,并可根据衬里是否紧张,决定是否同时切开衬里。

二、各类石膏固定的操作方法

(一)前臂石膏托

1.体位

患者可取立位、坐位或仰卧位。

2.固定范围

固定范围是前臂上 1/3 至掌横纹,手指需要固定的,可延长石膏托。拇指不需要固定的应将大鱼际露出,以便拇指充分活动。

3.固定位置

石膏托一般放在掌侧,前臂旋前或中立位,腕关节 30°背伸位,拇指对掌位,掌指关节功能位。

4.操作方法

用卷尺测量前臂上 1/3 到掌横纹的长度。取宽 10 cm 或 7 cm 的石膏卷一个,浸水后,按测得长度做成厚 8～10 层的石膏片,上面敷以棉花或棉纸,再用绷带固定在上述部位,注意保持腕关节及掌指关节功能位。长期使用的石膏托,在石膏硬固后,可上一层衬里,则更为舒适、美观。上衬里的方法:根据石膏托大小和形状,裁剪一块比石膏托稍大的衬里放在石膏托的里面,再将衬里的边缘向外翻转,并用石膏浆和一层石膏绷带粘着固定即可。

(二)全臂石膏托

1.体位

坐位、立位或仰卧位。

2.固定范围

自腋下到掌横纹。

3.固定位置

肘关节屈曲90°,腕背伸30°,前臂中立位或旋后位。石膏托可放在伸侧或屈侧。

4.操作方法

同前臂石膏托,可用宽10 cm的石膏卷制作,即沿管形石膏薄弱部切开后,再撑大切口,必要时切开对侧,直到肢体移出为止。石膏拆除后,皮肤上附着的痂皮或角质层可涂上凡士林油,并包扎1~2天,待软化后再用温肥皂水洗净。

(三)前臂石膏管型

1.体位

体位与前臂石膏托相同。

2.固定范围

固定范围与前臂石膏托相同。

3.固定位置

固定位置与前臂石膏托相同。

4.操作方法

将备好的衬里套在患手及前臂上,近端达肘窝,远端超过掌横纹。腕关节用棉花或棉纸垫好,各关节保持功能位。用10 cm或7 cm宽的石膏卷将前臂及手掌缠绕2~3层使成锥形,再将一适当长度的石膏片放在掌侧或背侧,外面再用石膏卷缠绕1~2层。待石膏硬固后,修剪管型两端,将衬里向外翻转、固定,并做好标记。

(四)全臂石膏管型

1.体位

体位与全臂石膏托相同。

2.固定范围

固定范围与全臂石膏托相同。

3.固定位置

固定位置与全臂石膏托相同。做悬垂石膏时,肘关节屈曲应<90°,使重力通过肘关节,达到向下牵引的作用。

4.操作方法

腕关节和肘关节均用棉花或棉纸做衬垫,其余操作同前臂石膏管型。

(五)肩"人"字石膏固定

1.体位

清醒患者采用站立位;全麻术后可采用仰卧位。站立位:患侧上臂用支架悬吊,患手扶在立柱上。仰卧位:头部放在石膏台的台面上。台面与骶托之间放一宽约 10 cm,长约 40 cm 的薄木板。背部和腰部在此薄木板上,骶部放在骶托上。患侧上肢用吊带吊起。

2.固定范围

患侧全臂、患肩、胸背部及患侧髂嵴。

3.固定位置

常用位置:后外展 75°,前屈 30°,前臂旋后位并与身体的横切面成 25°,肘关节屈曲 90°,腕背伸 30°。

4.操作方法

躯干及患侧上肢均垫好衬里。用剪好的大片毡子覆盖患肩、胸背部和患侧髂嵴。患侧腋下、肘、腕部均用棉花或棉纸垫好。用宽 15 cm 浸好的石膏卷将患侧上臂、患肩及躯干缠绕 3~4 层,使成雏形。将 6 层石膏片放置在肩关节周围,用以连接上臂和躯干。躯干下缘、胸背部周围、患侧髂嵴部必须用石膏片加强。外面再用石膏卷缠绕 2~3 层。石膏硬固后。继续完成上臂以下部分的石膏管型。注意加强后部和肘部的连接,以免日后肩、肘部石膏折裂。

为了加强肩部的连接,可在肘部与躯干部之间加一木棍。石膏全部硬固后,修剪边缘,将衬里向外翻转固定,并记好标记。

(六)"8"字石膏固定

适用于固定锁骨骨折。

1.体位

坐位,两手叉腰,两肩后伸。

2.操作方法

两肩、两腋及上背部均垫以棉垫、棉花或棉纸。骨折整复后助手用膝部顶住患者后背,两手拉患者两肩向后伸。操作者用 10 cm 宽的石膏卷沿"8"字走行,通过两肩的前方交叉于后背。一般缠绕 8～10 层即可(图 5-4)。对稳定性较好的锁骨骨折,如小儿锁骨骨折,可用简易的"8"字绷带固定。任何石膏固定锁骨骨折都有压迫皮肤的可能,特别是腋下,因此现多倾向于采用锁骨固定带固定锁骨(图 5-5)。

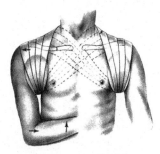

图 5-4 "8"字石膏

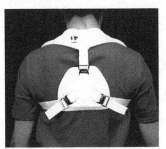

图 5-5 锁骨固定带

(七)短腿石膏托

1.体位

仰卧位:助手扶持患侧小腿。俯卧位:足部伸出台外。坐位:膝关节屈曲,小腿下垂在台外,足部放在术者膝上。

2.固定范围

自小腿上转至超过足尖 2 cm,一般放在小腿后方。

3.固定位置

踝关节 90°,足中立位,趾伸直位。

4.操作方法

用卷尺测量好长度。用 10 cm 或 15 cm 宽的石膏卷,浸水后按上述长度制成厚 10～12 层的石膏片,并放棉花或棉纸做衬里。跟骨和两踝部的衬垫应厚些。然后将石膏托和衬垫用绷带固定在小腿后方。

(八)长腿石膏托

1.体位

仰卧位:由助手扶持患侧下肢。俯卧位:足伸到台外。

2.固定范围

自大腿上部到超过足尖 2 cm,一般均放在下肢的后方。

3.固定位置

膝关节 165°微屈位,其他位置同短腿石膏托。

4.操作方法

先用卷尺测量好长度。将15 cm宽的石膏卷浸水后制成适当长度、厚12～14层的石膏托。腓骨头、跟骨、两踝部应多放些衬垫。然后将石膏托用绷带固定在下肢的后方。

(九)短腿石膏管型(石膏靴)

1.体位

仰卧位:小腿由助手扶持;坐位:小腿下垂,足放在术者膝上。

2.固定范围及固定位置

同短腿石膏托,但足趾背侧必须完全露出。

3.操作方法

(1)用卷尺测量小腿上1/3后方到超过足趾和小腿上1/3前方到跖骨头前方的距离,按此距离制作6层石膏片两条。

(2)穿好衬里,在胫骨前缘、两踝、足跟及管型上、下开口处放些棉花衬垫。浸泡10 cm宽的石膏卷两卷,预制石膏片两条。先用石膏卷在患肢缠绕2～3层,使成雏形。再放上前、后石膏片。外面再用石膏卷缠绕2～3层。石膏缠好后,注意塑造足弓。待石膏管型硬固后,再修剪边缘,将衬里外翻、固定,并记好标记。需要带石膏靴走路的,待管型硬固后可上走铁。

(十)长腿石膏管型

1.体位

仰卧位,患腿由助手扶持或用支架悬吊。

2.固定范围

后方自大腿上1/3到超过足趾2 cm;前方自大腿上1/3到跖骨头。足趾背侧全部露出。

3.固定位置

固定位置与长腿石膏托相同。为了避免患肢在管型内旋转,也可使膝关节多屈曲一些(150°)。

4.操作方法

基本上与短腿石膏管型相同,注意在腓骨头处多放些衬垫物。胫腓骨骨折用长腿石膏管型固定后,如发现成角畸形,可在成角的凹面及两侧将石膏周径的3/4横行切开,不必切开衬里。以成角凸侧(未切开部分)为支点把石膏管型掰开,至成角畸形完全纠正为止,再将石膏管型的缺口补好。注意避免石膏过多地

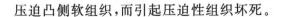

压迫凸侧软组织,而引起压迫性组织坏死。

(十一)髋"人"字石膏(石膏裤)

1.体位

仰卧位。先穿好腰部和下肢的衬里,将患者放在专用石膏台上。头部和上背部放在台面上,腰部悬空,骶部放在骶托上,两下肢用吊带悬挂。没有专用石膏台时,可将一个方凳放在手术台或长桌上,以支持头部和上背部,骶部放在铁制骶托上。两下肢可由助手或术者扶持。

2.固定范围

(1)单腿石膏裤:裤腰部分的前方由肋缘到耻骨联合,后方由 $L_{1\sim2}$ 棘突到骶骨下方。会阴部充分外露,以便护理大小便。裤腿部分与长腿石膏管型相同,上端与裤腰部分相接。

(2)双腿石膏裤:患腿和裤腰部分与单腿石膏裤相同,健侧大腿(膝上 5 cm)也包括在石膏型内。

3.固定位置

腰椎平放,两髋各外展15°～20°,屈曲15°～30°(根据需要),膝关节在165°微屈位,其他位置同长腿石膏管型。

4.操作方法

(1)穿好衬里后,患者仰卧石膏台或方凳和骶托上。腰部用毡围绕,两侧髂嵴、骶部、大转子、髌骨、腓骨头、胫骨前缘,两踝和足跟都放些棉花衬垫。在衬里与腹壁之间放一薄枕,待石膏型硬固后将其取出,这样裤腰与腹壁之间便留有较大的空隙,给患者留有饮食和呼吸的余地。

(2)用 15 cm 宽浸泡好的石膏卷把腰部和大腿中、上部缠绕3～4层,使成雏形。在髋前方放交叉的石膏片两条,侧方放一条,后方放一条。再用长石膏片把裤腰的上、下线各缠一圈。以后再缠石膏卷2～3层。石膏硬固后,继续完成石膏裤的裤腿部分,其方法与长腿石膏管型相同。为了坚固,可在石膏裤的两腿之间放一木棍。最后修剪边缘,翻转衬里,并记好标记。

(十二)躯干石膏背心

1.体位

立位:能站立的患者,尽可能采取此体位;患者两手扶吊环。仰卧位:腰部用宽约 10 cm 的坚固布带悬吊在石膏台上,待石膏背心上好后,再将布带撤出。仰卧位两壳法:可用于既不能直立,又不便吊起的患者,即患者仰卧于石膏台上,腰部以薄枕垫起。先做好前部石膏壳,待其硬固,取下后烘干,数日后患者俯卧在前方石膏壳里,再制作背部石膏壳。最后将两个石膏壳用石膏卷连接在一起。

2.固定范围

前方上起胸骨柄,下达耻骨联合;后方上起胸椎中部,下到骶骨中部。

3.固定位置

使胸腰部脊柱在后伸位。

4.操作方法

穿好衬里,摆好体位,按预计固定范围垫好毡子。按测量长度预制 6 层石膏片 8 条:①由胸骨柄至耻骨联合,左右各 1 条;②由胸椎中部到骶骨中部,左右各 1 条;③由胸骨柄绕到骶骨中部,左右各 1 条;④由胸椎中部绕到耻骨联合,左右各 1 条。用宽 15 cm 的石膏卷缠绕 2～3 层,使成雏形。循序放好上述 8 条石膏片,再用石膏卷缠绕 2～3 层。硬固后修剪边缘,外翻衬里,记好标记。

(十三)石膏围领

用于颈椎固定。

1.体位

坐位。

2.固定范围

上缘前方托住下颌,上缘后方托住枕骨结节。下缘前方到胸骨柄,后方到 $T_{2～3}$ 棘突,左右两侧到锁骨内 1/2。

3.操作方法

颈部先穿衬里,围以毡垫。用宽 10 cm 或 7 cm 的石膏卷缠绕 2～3 层,使成雏形。在围领的前、后、左、右各放一短的 6 层石膏片。再用石膏卷缠绕 1～2 层。石膏硬固后修剪边缘,翻转衬里,并记好标记。

(十四)石膏床

1.体位

仰卧式石膏床取俯卧位,俯卧式石膏床取仰卧位。

2.固定范围

胸腰椎患者用仰卧式或俯卧式均可,仰卧式上方起于 $T_{1～2}$ 棘突,下方到小腿中部;俯卧式上方起于胸骨柄,下到小腿中部。颈椎或上胸椎患者只能用仰卧式,而且必须包括头、颈部。

第二节　牵引技术

一、上肢肘伸位牵引

(一)适应证

肩胛骨关节盂或肩胛骨颈骨折,远端骨折块向内下方移位;肱骨外科颈骨折或肱骨干上、中 1/3 骨折,有移位者;肩关节周围纤维化,外展活动受限者;肩关节外科术后需要牵引固定者。

(二)牵引用具

上肢托马斯架、胶布、床旁牵引架,牵引棉线绳、分开板、带螺钉的金属滑轮、牵引重量(砝码或铁沙袋 2～5 kg)、外科带、大别针或书夹、弹性绷带或一般绷带。

(三)操作方法

(1)常规备皮:用肥皂水洗刷,并用清水冲洗擦干,再用乙醚去其油泥,不剃毛发。

(2)仰卧,伤肢放于 90°外展位,前臂和手部完全放于旋后位。将备好的胶布条自骨折平面下沿上臂及前臂纵轴粘贴,但不能前后交叉或环绕肢体;骨骼隆起部,如桡骨茎突或尺骨茎突须用纱布保护,以免受压。

(3)用弹性绷带或一般绷带沿肢体做螺旋形缠绕,使胶布固定稳固。

(4)用牵引绳自分开板中心圆孔(或支架)穿过,并在近端打结,防止滑脱。然后把贴好的胶布两端固定于分开板皮带的卡销上,使两侧长短一致,力量相等,并使分开板与手指尖端保持一定距离,不影响手指伸屈活动。

(5)将患肢放于有外科带装置的上肢托马斯架上,架上圈的后侧及相当于腋部受力点应用棉垫保护,与腋部皮肤隔离,以免引起压疮。支架远端固定于床旁支架上,将牵引绳的外端穿过滑轮,牵引重力 2 kg。

二、上肢肘屈位皮肤牵引

(一)适应证

肩胛骨关节盂骨折,骨折块向内下方移位;肱骨外科颈骨折或肱骨干上、中 1/3 部骨折。

(二)操作方法

(1)备皮方法同上肢肘伸位牵引。

(2)仰卧位,伤肢外展90°,肘关节屈曲90°,前臂旋后位。将备好的两份胶布条,一份自骨折平面下沿上臂纵轴的内及外侧粘贴,另一份沿前臂纵轴之掌及背侧粘贴。均用弹性绷带或一般绷带缠绕固定。

(3)将牵引绳两根分别穿入两个分开板的中央孔,在绳的近端打结,防止滑脱。然后把粘好的胶布分别固定于分开板皮带的卡销上,使两侧长短相等,力量一致、前臂牵引板应以不影响手指屈伸为宜。

(4)患肢放在配装外科带的上肢托马斯架内,并用棉垫垫好支架铁圈,防止压破皮肤。远端固定于床旁支架上,将牵引绳放于滑轮上,牵引重力2 kg。同时,肘关节屈曲90°位悬吊于床架的滑轮上,牵引重力1 kg。

三、下肢皮肤牵引

(一)适应证

髋关节中心性脱位;股骨颈骨折术前或术后牵引,以减轻肌肉紧张、痉挛和疼痛;股骨转子间骨折牵引整复固定或术后牵引固定;股骨干骨折牵引整复固定或术后牵引固定;纠正肌肉痉挛、坐骨神经痛或因其他病理改变所致的疼痛。

(二)操作方法

(1)常规备皮,不剃毛发。

(2)仰卧位。助手牵引患肢,将备好的胶布自骨折平面下沿下肢纵轴粘贴,但不能交叉或环绕肢体。在贴胶布之前用纱布或棉垫在骨凸部,如腓骨头、髌骨和内外踝加以保护,以免压迫坏死。

(3)用弹性绷带或一般绷带自踝上开始缠绕,绝不能自足背开始,以免牵引胶布向下滑动引起压疮。绷带要有适当压力,但不能太紧,缠绕至胶布近端平面以下为止。

(4)将牵引绳自分开板中心圆孔穿出,并在近端打结,防止滑脱。然后把胶布远端固定于分开板的卡销上,使两侧长短一致、力量均等,分开板放于足底部,准备牵引。

(5)患肢放于具有外科带的托马斯架上,并用棉垫垫好铁圈,防止压破皮肤。支架的远端固定于牵引床架上或实施平衡牵引,以牵引绳绕过滑轮,牵引重力4~5 kg。

四、Russel 牵引

(一)适应证

髋关节中心型脱位、股骨颈骨折、股骨转子间骨折、股骨干骨折、髋关节脱位手术前准备、骨盆骨折。

(二)操作方法

采用胶布牵引,同时用布带悬吊肢体,牵引绳经过两个滑轮,使牵引合力与股骨纵轴必须一致。不用托马斯架装置,简单易行。牵引重力如为 5 kg,其合力则为 10 kg;小孩为 2 kg,14 岁以下儿童为 3 kg,成人为 4 kg。

五、头部牵引

(一)头部吊带牵引

1.适应证

颈椎骨折脱位移位不多、颈椎综合征或痉挛性斜颈。至于需要更大重力牵引者应采用骨骼牵引。

2.操作方法

简便易行,不需特殊装置,用两个布带按适当角度连在一起,一带护住下颌,一带牵拉枕后,利用两带的合力牵引。

3.注意事项

牵引重力不能超过 5 kg,否则下颌活动受限,影响张口,妨碍饮食,甚至滑脱至下颌部压迫颈部大血管或气管,引起脑缺血,甚至窒息;如唾液分泌较多,布带潮湿,还可引起皮肤糜烂、感染,甚至颌部及枕部形成压疮;男性患者需经常剃洗,尤为不便。

(二)颅骨牵引

颅骨牵引为骨科创伤常用的牵引方法,如牵引钳安置得当,不但不易滑脱,且能防止颌部或枕部发生压疮,牵引重力可加至 7~15 kg。

1.适应证

颈椎骨折脱位,尤其是移位较多,需要牵引复位者,必须采用此种重力较大的牵引方法。

2.牵引用具

牵引用具包括 Crutchfield 颅骨牵引钳或头颅环,特制手摇钻头仅能钻通颅骨外板,手术尖刀、消毒巾、手套、缝线、镊子、血管钳,均须消毒。

3.麻醉

采用1%普鲁卡因(需做过敏试验)或利多卡因施行头皮局部浸润麻醉,浸润范围在2～3 cm 以内,深达骨膜。

4.操作方法

(1)常规备皮:剃去全部头发,用肥皂及清水洗净,再用乙醇、乙醚、碘酒、乙醇备皮。

(2)标记定位:牵引合力必须放正对准,保持均衡,防止滑脱。为此,应先在患者头顶正中画前后矢状线,从颅顶分为左右各半,然后以两侧外耳道为起点经过头顶画一连线,并在此线对准两侧眉弓外缘画一标记,使两标记与中线距离相等,3.5～6 cm 作为切口和牵引钻骨的标记。

(3)手术步骤:在顶部两侧标记处分别做约 1 cm 的横切口,深达颅骨,然后以骨钻钻入颅骨外板。钻孔前,先将牵引弓放于钻孔部,钻孔方向务必与牵引钳的短钉方向一致,使短钉直接嵌入顶骨外板的钻孔内,旋转后部的螺丝帽,使颅骨钳卡紧,再用带钩的牵引绳挂在牵引钳尾部的孔内,通过滑轮加重牵引。牵引重力因人因病而异,一般开始为7～15 kg,维持重力为2～3 kg。

(4)注意事项:牵引初期注意调节颅骨钳的压力,防止自颅骨滑脱。颈椎骨折脱位应快速牵引复位,每1～2 小时拍摄颈椎正、侧位 X 线片,以了解复位情况。复位后立即减轻牵引重力,改为维持重力。

六、上肢骨牵引

(一)尺骨鹰嘴牵引

1.适应证

(1)单纯尺骨鹰嘴牵引:适用于肱骨开放性骨折严重移位,肱骨髁上骨折局部明显肿胀不能进行手法复位时,以及严重移位的肱骨髁间骨折。

(2)尺骨鹰嘴与掌骨联合牵引:适用于前臂双骨折合并肱骨干骨折或前臂与肱骨开放性骨折时。

2.牵引用具

托马斯架、牵引床架、克氏针(或大号布巾钳、不锈钢螺丝钩)、手摇钻、牵引弓、胶布、牵引绳、砝码、砝码托、消毒巾、大别针。

3.体位

仰卧位。

4.麻醉

臂丛麻醉或局麻。

5.操作方法

(1)常规备皮:肥皂洗刷,净水冲洗,用乙醇、碘酒、乙醇依次备皮。

(2)手法整复夹板固定:特别是肱骨髁间骨折,应先在臂丛麻醉下手法整复,夹板固定,使肱骨下端骨折稳定,然后再穿克氏针牵引。

(3)皮肤或掌骨牵引:为了肘关节保持屈曲90°位,前臂贴胶布行皮肤牵引,或用布带悬吊前臂。如上臂和前臂同时骨折可考虑加用克氏针横贯第2～4掌骨牵引法。

(4)穿针步骤:患肩外展至90°。助手持握患肢手腕,术者立于患肢尺侧,自尺骨鹰嘴尖端向远侧1.5横指处和距背侧皮缘约1.0 cm画线交点处,施行1%～2%普鲁卡因局部浸润麻醉或臂丛神经阻滞麻醉。从尺侧进针,先用克氏针刺入皮肤,顶住鹰嘴,注意切勿损伤尺神经。然后徐徐旋转手摇钻,待针穿过鹰嘴时患者感觉疼痛,此时于出针处再行局麻,用手指压迫针尖,使针穿破皮肤,继续旋转手钻,至适合牵引弓长度为止。亦可采用大号布巾钳夹住鹰嘴代替克氏针。

(5)牵引重力:将患肢放于装好外科带的托马斯架上,屈肘90°。牵引重力1～2 kg。前臂在皮肤牵引下悬吊加重0.5 kg或使肘关节屈曲90°,用布带吊起前臂。

(二)手指牵引

1.适应证

拇指掌骨或其他4指掌骨,或近节指骨不稳定性骨折;通过手法整复夹板固定,骨折仍不稳定时改用骨牵引法。

2.体位

坐位或卧位。

3.麻醉

臂丛神经麻醉或局部麻醉。

4.操作方法

(1)穿针方法:自手指远节一侧用细克氏针刺破皮肤,抵触远节的一侧骨骼,用手钻徐徐钻入,自对侧皮肤穿出,剪短克氏针,两端保留适当长度备牵引用。

(2)拇指牵引法:先行拇指掌骨或指骨骨折手法整复,用管形石膏将前臂手腕和拇指腕掌关节固定于对掌功能位。然后用"U"形粗铁丝圈固定于拇指管形石膏的两侧,待石膏硬固后用钢丝牵引弓拉住穿过拇指远节的克氏针,用手套边橡皮圈的一端系于牵引弓,另一端系于"U"形铁丝圈上进行牵引。

(3)其他四指牵引法:先用棉垫保护手腕及前臂,再将T形铝制夹板用石膏绷带固定于前臂腕部掌侧,保持腕关节、掌指关节功能位。在前臂管形石膏的掌侧放一铁丝钩。待石膏硬固后,用钢丝牵引弓拉住克氏针,以手套边橡皮圈的一端套于牵引弓上,另一端挂于前臂的铁丝钩上,并以撑木撑起橡皮圈,保持适度的牵引力。

5.注意事项

(1)对其他四指牵引时放于屈曲位,指端应对准腕舟骨结节。

(2)牵引力量大小适宜。

(3)拇指腕掌关节必须放于对掌功能位。

七、下肢骨牵引

下肢牵引应用范围较广。由于下肢肌肉发达,必须用骨牵引方能矫正骨折移位畸形。除小儿或其他特殊情况采用皮肤牵引外,成人多采用骨牵引。常用牵引方法如下。

(一)股骨下端牵引

1.适应证

成人股骨骨折、骨盆骨折合并骶髂关节脱位。

2.体位

仰卧位。

3.麻醉

局麻或腰麻。

4.操作方法

(1)常规备皮。

(2)穿针方法:患侧膝后放扁枕两个。术者立于患肢对侧,以髌骨上缘 2 cm 处或内收肌结节上两横指处作为穿针点,先向上拉紧皮肤,用克氏针穿入皮肤,顶住股骨内髁上部,注意保护血管,然后徐徐旋转手摇钻,待穿过对侧骨皮质,感觉疼痛时,同样向上拉紧皮肤施行局麻,用手指压迫针尖周围,刺破皮肤,继续旋转手钻向外推出。然后剪除过长的针端,放置牵引弓。用橡皮塞套于针的两端,以免刺伤健肢皮肤。

(3)牵引重力:患肢放于带有小腿附架的托马斯架或布朗架上,用外科带装配于架上,托住大腿及小腿后部,膝关节适当屈曲位。然后放置牵引弓及牵引绳,重量为体重的 1/7～1/10,待骨折整复后改换维持重力 3～5 kg。

5.注意事项

(1)穿针自内向外,勿损伤血管。

(2)穿针勿经过关节腔,防止继发感染。

(3)防止过度牵引;拍片检查,待骨折整复后立即改换维持重力。

(4)每天用乙醇湿润1～2次保护两侧针眼的纱布,以免穿针滑动引起感染。

(5)骨骺未闭的儿童不宜选用。

(二)胫骨结节牵引

1.适应证

成人股骨骨折。

2.体位

仰卧位。

3.麻醉

局麻或腰麻。

4.操作方法

(1)常规备皮。

(2)穿针方法:患肢用枕头垫起。术者立于患侧,胫骨结节后1横指处,在其平面稍下部作为穿针点。然后用手钻将克氏针或骨圆针由外向内穿出,避免损伤腓总神经,待针至对侧皮下再用局麻,压迫针尖穿出皮肤,继续旋转手钻将针向对侧推出,剪除多余部分至两侧长度适宜。最后放牵引弓,置患肢于布朗架或带有小腿附架的托马斯架上,膝适当屈曲位。通过牵引弓和牵引绳加重7～8 kg牵引(成人体重的1/8～1/7),待骨折整复后改换维持重力3～5 kg。

(3)手法整复夹板固定:在未装牵引重量之前手法整复,并用小夹板固定。

5.注意事项

(1)如用骨圆针牵引,须用手钻穿针,禁用钉锤敲打,以免劈裂骨质。

(2)由外向内穿针,以免损伤腓总神经。

(3)预防骨折端过度牵引,抓紧拍片检查。

(4)每天用乙醇湿润1～2次保护两侧针眼的纱布,预防穿针点感染。

(5)骨骺未闭的儿童不宜选用。

(三)跟骨牵引

1.适应证

小腿开放性骨折、小腿不稳定性骨折、胫骨平台骨折,有时亦可用于跟骨骨折。

2.体位

仰卧位。

3.麻醉

局麻或腰麻。

4.操作方法

(1)常规备皮:必须彻底洗刷充分消毒。先用肥皂水和清水刷洗,再用乙醇、碘酒和乙醇依次消毒。

(2)穿针方法:将双枕垫于小腿后侧,保持膝关节屈曲45°。自跟骨内侧相当于内踝顶点下 3 cm 处,再向后画 3 cm 长的垂直线,其顶点即穿针点,或外踝顶点下 2 cm 再向后 2 cm 的垂直线的顶点处。注意穿针方向,胫腓骨干骨折时,针与踝关节面略倾斜15°,即针的内侧进入处低,外侧出口处高,有利于恢复胫骨正常生理曲线。穿针时最好用手钻旋转穿入。骨圆针比克氏针固定稳妥,不易发生穿针左右滑动或跟骨拉豁。除非牵引重力不大或青少年患者,否则不考虑用克氏针牵引。穿针时助手应将患足把持稳定,以免入针不正。穿针至对侧时应再局麻,然后刺破皮肤,继续旋转手钻向对侧推出,使两侧针的长度与牵引弓的宽度一致,多余部分剪除。最后消毒,纱布遮盖保护针口。

(3)手法整复夹板固定:如为闭合胫腓骨骨折,需在助手牵引下手法整复,加放纸垫和夹板固定。

(4)牵引重力:患肢放于布朗架上,牵引绳挂在牵引弓上,经过滑轮加重 4～6 kg 牵引,待复位后改换维持重力 2～3 kg。

5.注意事项

(1)由内向外穿针,防止损伤胫后神经。

(2)用手摇钻穿针比用钉锤敲打震荡小,并能避免骨折部疼痛。

(3)确保穿针经过跟骨,不能穿入距跟关节和跟骨下部。穿针后,如针不向左右活动,说明针已经过跟骨。

八、骨盆悬吊牵引

(一)适应证

对位比较好的耻骨骨折、髂骨翼骨折块向外移位、耻骨联合处分离、严重的骶髂关节分离。

(二)牵引用具

骨盆牵引带、悬吊木棍、牵引床架、牵引绳、滑轮、拉手横木棍。

(三)体位

仰卧位。

（四）麻醉

硬膜外麻醉。

（五）操作方法

骨盆牵引带放于腰及臀后部，带的两端各穿一横木棍，绳索系于棍的两端，悬吊于床架上，用铁蹄制"S"形钩挂于两侧牵引绳上，以便加强骨盆两侧的压力，稳定骨折，减少疼痛，且便于护理，感觉舒适。对髋关节中心型脱位者须行经股骨牵引。

第三节　脊柱外科固定技术

外固定是处理脊柱疾病重要的辅助手段，具有矫正畸形、维持矫形效果、控制不随意运动（如椎旁肌痉挛）、保护内固定器械等作用，具体方法包括脊柱外固定支具、矫形支具和牵引技术。在临床使用中，应该根据力学强度是否满足要求、外观和功能是否能够达到目的来选择。按部位可分为颈椎、胸腰椎、腰骶椎支具；按材质和强度可分为软性、半硬性、硬性支具；按治疗目的分为减负荷支具、固定支具、支持支具、矫形支具等。本节按照其作用分别介绍外固定支具和矫形支具。

一、外固定支具

（一）颈椎支具

作用：固定颈椎于适当体位，维持正常生理曲度，限制异常活动，支撑头部重量，减轻其对颈椎的压力。当颈椎关节面之间的异常活动产生创伤性炎症反应时，运用有效的外固定，可明显地促进水肿的吸收，减少关节面间的相互刺激和摩擦，有利于炎症反应的恢复。

1.颈围（图 5-6）

颈围又称为颈托，有带颌托、无颌托和软领式之分，对颈椎前屈、后伸、旋转、侧屈等运动限制作用较小，一般用于轻度颈椎病、颈部软组织损伤及预防颈部瘢痕组织挛缩等。不能真正限制颈椎运动，因此，禁用于颈椎骨折、韧带损伤。

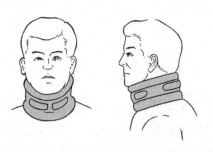

图 5-6　颈围

2.费城颈围(图 5-7)

这种颈围可以与颈部全面接触,主要限制颈椎屈伸运动,对旋转、侧屈限制力较小,穿着感好,适用于急救时、颈椎稳定性骨折、韧带损伤、软组织扭伤、慢性劳损、颈椎内固定术后外固定等。禁用于下颌部、枕部、上胸部皮肤不能耐受压力者。

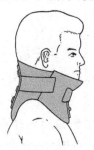

图 5-7　费城颈围

3.支柱型颈围(图 5-8)

该颈围下缘与费城颈围相似,可以向下扩延至胸骨剑突水平,则形成颈胸椎支具,此颈围可以较好地控制颈部矢状面屈伸运动,但控制颈椎旋转运动不佳,适用于中颈椎稳定性骨折、关节炎;扩展型支柱型颈围适用于中、下颈椎稳定性骨折的治疗。禁用于颈椎不稳定性骨折及下颌、枕部、胸部、背部不能忍受压力的患者。

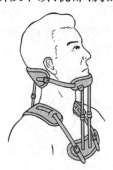

图 5-8　支柱型颈围

4.SOMI型支具(图5-9)

SOMI型支具是一种杆式颈椎支具,下部只有胸托板,没有后背托板,方便患者仰卧位穿戴,具有穿脱容易、重量轻、体积小等特点。控制颈椎屈曲的功能较好,但对颈椎后伸、侧屈等控制功能较弱,适用于治疗颈椎关节炎、颈椎融合术后、颈椎稳定性骨折,也经常用于去除头环式颈胸矫形器之后。禁用于颈椎不稳定损伤(特别是伸展型不稳定损伤)。

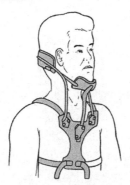

图5-9 SOMI型支具

5.颈胸椎支具

该支具可增强对颈椎活动的限制,支具从颈椎一直覆盖到胸廓,如支柱型颈围向下延伸而成的颈胸支具,从形式上看为颈胸椎支具,但其作用仍主要是治疗颈椎病,适用于颈椎融合术后、稳定性骨折。

6.订制支具

订制支具又称订制模塑颈椎支具,是一种全接触型头颈支具。为了进一步限制颈椎活动,在此基础上将包裹的范围向上扩大到头部,向下扩大到胸廓下缘,形成了一种订制模塑的头颈胸支具(图5-10)。在中颈椎具有良好的屈伸、侧屈及旋转运动的控制作用,适用于中颈椎稳定性骨折、韧带损伤、严重颈部扭伤。不适用于颈部皮肤不能忍受压力者(如颈部有开放性伤口、下颌或枕部合并损伤等)。

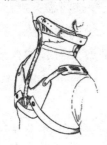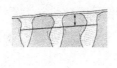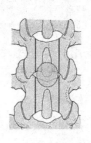

图5-10 头颈胸支具

7.头环-背心支具（图 5-11）

头环-背心支具俗称哈罗支具,这种支具能较好地固定头部,是颈椎支具中固定作用最好的。此外,其撑开牵引作用可以减轻颈椎负荷,促进一些骨折部位移位的复位,促进骨折愈合。主要用于不稳定颈椎骨折、颈椎骨折融合术后。佩戴该支具患者可早期站立行走,易于呼吸管理。禁用于合并头颅骨折者。

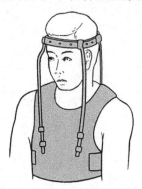

图 5-11　头环-背心支具

(二)胸腰椎支具

胸腰椎支具的着力点包括胸骨柄-胸骨体、双侧肋弓、双侧髂棘、骶骨等。三点矫形支具有较好的矫正力,但固定力和支持力较差。近来,用以增加腹压的软性支具应用趋于广泛,通过增加腹压减轻对脊柱本身的负荷。

1.软性腰椎支具

软性腰椎支具亦称软性腰围,这是目前应用较广泛的躯干支具。上端位于肋缘下、下方达髂棘上缘、后方止于骶骨上缘。腰骶部关节仍可活动,利用内加金属条增强的布带束裹住躯干,给骨及软组织施加一定的压力、增加腹压,借以减轻脊柱及周围肌肉的负担,减低腰椎间盘承重,并且限制脊柱运动,达到缓解疼痛的目的。主要适用于辅助治疗腰部肌肉劳损、腰椎间盘突出症、低位胸椎或腰椎轻度滑脱、低位胸椎或腰椎周围软组织损伤及轻度骨性损伤的恢复期等各种慢性腰痛;也用于处理悬垂腹和减轻妊娠中腹部膨大引起的腰痛。禁用于合并呼吸窘迫者。

2.奈特型腰骶椎支具

奈特型腰骶椎支具又称屈伸侧屈控制型腰骶支具,支具下方在大转子和髂前上棘之间装有金属条做的骨盆箍,后背中间装有避开两侧髂前上棘的两条腰骶椎支条,身体两侧各装有一根侧条支条,前面装有软质的腹托,属框架式半硬性支具。具有限制腰椎活动、利用腹压支撑体重、减轻腰椎前凸等作用。用于腰椎间盘突出、变形性脊椎病、脊柱滑脱、腰部椎间关节病等腰骶部疾患。

3.威廉斯型腰骶椎支具

威廉斯型腰骶椎支具又称后伸侧屈控制型腰骶支具,也是一种框架式半硬性腰骶椎支具。可用皮带连结,系紧皮带可使骨盆箍向前与腹托靠近,从而向前推压骶骨,减少腰椎前凸,同时允许脊柱前屈,限制后伸与侧屈,提高腹压,减轻腰椎承重。适用于腰椎前凸引起的疾病,如脊柱裂、腰椎滑脱、腰骶角增大等。禁用于不允许处理成屈曲位的疾病,如压缩性骨折。

4.泰勒型腰骶椎支具

泰勒型腰骶椎支具亦称屈伸控制型腰骶支具。该支具在矢状面上提供了两个三点力学系统,可以较好地控制胸椎和腰椎活动。值得注意的是,胸椎、上腰椎活动受限后,颈椎、下腰椎和腰骶椎关节活动会有代偿性增加,适用于辅助治疗脊柱结核,将脊柱控制在伸直位,预防脊柱畸形。目前多用于辅助治疗老年人脊柱骨质疏松症、预防驼背畸形。由于这种支具不能很好地控制骨盆运动,难以限制下腰椎和腰骶关节运动,因此,不适合用于治疗青年性驼背,如休门病等。

5.朱厄特型腰骶椎支具

朱厄特型腰骶椎支具又称屈曲控制型腰骶椎支具或伸展式腰骶椎支具,具有典型的脊柱矫形器三点力学控制系统,前面胸骨托垫和耻骨上托垫产生向后的力,后面胸腰垫产生向前的力,限制胸腰段前屈,但允许后伸。适用于治疗胸腰段压缩性骨折及胸椎骨质疏松症引起的脊柱后凸。由于胸骨托垫向后的力约位于胸骨或 T_5 水平,对于中胸段屈曲畸形的控制缺乏足够的力,控制效果不好,不能限制脊柱的旋转和后伸运动,因此不适用于不稳定的骨折和某些病理性骨折。

6.斯坦德勒型腰骶椎支具

斯坦德勒型腰骶椎支具亦称屈曲、侧屈、旋转控制腰骶支具,采用与躯干轮廓相符的金属框架和双重骨盆箍,该类支具能在矢状面、冠状面具有较好的屈伸、侧屈运动限制功能,在水平面上,由于骨盆的固定功能较好,两个胸托垫分别位于锁骨下、胸廓两侧,因此对胸椎、胸腰椎的旋转运动具有较好的限制功能,多用于辅助治疗胸椎和腰椎的骨折、结核。禁用于高位胸椎损伤。

7.模塑夹克式胸腰椎支具

模塑夹克式胸腰椎支具也称躯干背夹,分为多种类型,但都是用塑料板材按躯干部位的石膏模型模塑成型,能做到与身体全面接触,能保持在躯干对线,控制运动功能最好,适用于创伤性脊柱骨折和内固定术后外固定,也可以用于治疗下腰痛、腰椎间盘突出、腰间盘突出术后和脊柱融合术后。不适用于皮肤不能忍受压力和对热敏感者。

二、矫形支具

脊柱外科的矫形支具主要用于特发性脊柱侧凸和部分先天性脊柱侧凸患者,这也是目前特发性脊柱侧凸唯一有效的保守治疗方法。特发性脊柱侧凸畸形主要表现为双肩不等高、肩胛骨不等高、双侧肋缘线不对称、弯腰时凸显的剃刀背(图5-12)。其临床处理方法包括:随访观察、支具治疗、手术矫正,临床观察主要适用于Cobb角＜25°者,每隔3～6个月复查1次。

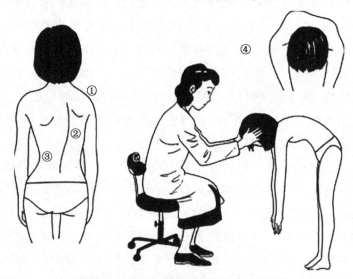

图5-12　脊柱侧凸畸形的临床表现特征
①双肩不等高;②肩胛骨不等高;③双侧肋缘线不对称;④弯腰时凸显的剃刀背

支具治疗的目的是引导仍有生长潜能的脊柱纵向生长直到成熟,同时在脊柱的整个发育过程中保持或取得理想的冠状面、矢状面形态。

(一)适应证

总体上讲,Cobb角25°～40°之间的脊柱侧凸患儿,如患者处于生长期或畸形出现明显进展,则应佩戴支具。

(1)Cobb角20°～30°的脊柱侧凸患儿,出现显著的畸形进展,如Risser征为Ⅰ度、月经未至则应接受支具治疗。

(2)Risser 征在Ⅱ～Ⅲ、月经将至或已至的患儿一般 Cobb 角 30°以上可考虑接受支具治疗。

结束支具治疗的指标：男性 Risser 征Ⅴ度，女性 Risser 征Ⅳ度且月经初潮后满 3 年。

(二)禁忌证

(1)角度较大的脊柱侧凸，如 Cobb 角＞60°还在使用支具则人为延误了手术时机。

(2)成年脊柱侧凸。

同时在使用支具过程中应避免以下情况：①不管侧凸类型全部使用全接触式躯干支具，对于低龄胸凸患者可严重影响胸廓发育。②不进行定期调整和随访。

(三)支具种类及其原理

支具矫形的 3 个原理：①诱导矫形；②被动(三点)矫形；③耦合矫形。

1.Milwaukee 支具（图 5-13）

一种脊柱矫形支架，由骨盆托包容部分、一根前支条和两根后支条、胸椎和腰椎压力垫和带有枕骨托和下颌托的颈环等结构组成，主要适用于发育期原发性脊柱侧凸、Cobb 角 20°～50°的青少年患者及高胸段、颈胸段的侧向弯曲的矫正及严重的颈椎侧凸术前治疗。

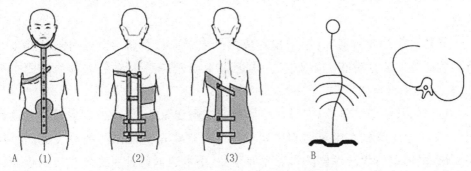

图 5-13　Milwaukee 支具(A)及其作用原理(B)

2.Boston 支具（图 5-14）

腋下式胸腰椎支具主要是 Boston 支具，适用于尚处于发育期的特发性脊柱侧凸，Cobb 角度小于 50°、顶椎在腰椎和下胸椎段的脊柱侧凸。大阪医大式脊柱侧弯矫形器适用于顶椎位于胸椎中段(T_6～T_8)的脊柱侧凸患者。

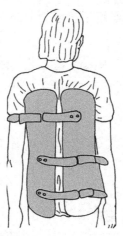

图 5-14　Boston 支具

（四）佩戴方法

支具治疗开始时每天佩戴 23 小时，另 1 小时用于体育锻炼和个人卫生管理。以后每 3～6 个月定期复查，复查时要分别拍摄佩戴支具前、后的站立位全脊柱正位 X 线。第一次复查，如果原发弯 Cobb 角减少＞30％，则将佩戴时间减少为 20 小时/天；此后如两次复查原发弯均增加 5°以上，则恢复 23 小时/天；Risser 征Ⅲ度或月经初潮 1 年后，每次复查时将佩戴时间减少 4 小时/天，直至支具治疗终止。如第一次复查原发弯无变化或者减少＜30％，则佩戴时间维持在 23 小时/天，Risser 征Ⅳ度，每次复查时将佩戴时间减少 4 小时/天，直至支具治疗结束。

支具治疗结束的指征：躯干发育成熟。主要依赖骨龄、Risser 征、月经以及第二性征等。部分矫正、控制进展、推迟手术或避免手术都是支具治疗成功的标志。

对于先天性脊柱侧凸，支具治疗对其原发侧凸无效，但可控制或减小代偿性侧凸，保持整个脊柱在生长过程中代偿良好。有些先天性侧凸的原发侧凸进展并不快，但远端的代偿性侧凸可以发展很快，手术通常是针对进展过快的代偿性侧凸造成的躯干倾斜，而非严重的原发性侧凸。所以对于低龄儿童仍可使用，以推迟手术年龄。

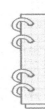

第六章　上肢创伤

第一节　肱骨近端骨折

一、概述

肱骨近端骨折是一种常见的骨折类型,国外大多文献认为其发生率在4％～5％,其中80％～85％肱骨近端骨折为无移位或轻微移位骨折,15％～20％为移位骨折。肱骨近端骨折可以发生于任何年龄组,在青少年组中,由于活动能力增强,骺板相对薄弱,其发生率有所增加,多为Salter-HarrisⅡ型骺损伤。

对于老年患者,轻微暴力即可造成骨折,说明肱骨近端骨折与骨质疏松有关。其他流行病学调查也证明了这一点。而年轻患者,一般多为高能量损伤造成。

二、功能解剖

肱骨近端有丰富的血供,肱骨头血供主要来自旋肱前、后动脉,了解其血供在临床有重要意义。

在肱骨近端有广泛的骨内、骨外交通支。Laing和Gerber证实旋肱前动脉、旋肱后动脉、胸肩峰动脉、肩胛上动脉、肩胛下动脉和肱深动脉之间有广泛的骨外交通支。Gerber认为肩袖止点下骨质血供并不来自肩袖肌肉,主要来自旋肱前、后动脉。同时他认为,虽然有广泛的骨外交通支,但肱骨头血供主要来自旋肱前动脉的前外侧分支,损伤后由其远端的交通支供应,因此越靠近肱骨头入点处越重要,手术中要注意保护。认识肱骨头的血供,可以帮助我们判断损伤后肱骨头缺血坏死的情况。对于经典四部分骨折,大小结节骨折分离,外科颈骨折移位,肱骨头脱向外侧,其血供破坏严重,坏死可能性大。而外展嵌插型四部分骨折,后内侧折端嵌插,保留了旋肱后动脉的后内侧分支的血供,其坏死率较低。

三、受伤机制

肱骨近端骨折与骨质疏松有一定关系。老年患者,轻或中度暴力即可造成骨折,常见于站立位摔伤,即患肢外展时身体向患侧摔倒,患肢着地,暴力向上传导,导致肱骨近端骨折。年轻患者,其暴力受伤较大,常伴多发损伤。当肩关节受到直接暴力时,也可以发生肱骨近端骨折。还有一种少见的原因是电击伤,可致骨折或骨折脱位,尤其是后脱位应给予足够重视,避免漏诊。

四、分型及功能评分

肱骨近端骨折较为复杂,其中大部分为无移位或轻微移位骨折,与移位骨折的治疗及预后有明显不同,因此准确分型非常重要。准确分型不仅能反映骨折部位和移位方向,还可以指导治疗和预后,同时可便于治疗的比较和总结。以往肱骨近端骨折多按骨折线的部位(如解剖颈骨折、外科颈骨折、大结节和小结节骨折)或按受伤机制及成角方向来分类(如外科颈骨折分为内收型、外展型等)。这些分型方法不能完全概括肱骨近端骨折,对复杂的骨折不能清楚地记述,文献中常常发生混乱。基于以上问题,Neer 提出新的分类方法,目前已广泛使用。

(一)分型

1.Neer 分型

Neer 在 Codman 分类基础上,根据肱骨近端四个解剖部位,即肱骨头、大结节、小结节和肱骨干,以及相互之间移位程度来进行分类。认识其解剖部位及骨折后移位方向极为重要。当大结节骨折后,其在冈上肌、冈下肌和小圆肌牵拉下向后上方移位;小结节骨折在肩胛下肌牵拉下向内侧移位;外科颈骨折后,胸大肌将远折端向内侧牵拉。正确投照 X 线片对判断骨折移位尤其重要,一般要求投照肩胛骨正位片、肩胛骨侧位片及腋位片,必要时结合 CT 进行诊断。

Neer 分类系统中,应当正确理解其分类概念,而不能仅把它作为一个数量分级。当肱骨近端 4 个解剖部位中,任何 1 个部位骨折后,其分离移位>1 cm 或成角>45°,即认为其发生移位,而不是强调骨折线的多少。虽然 1 个肱骨近端骨折有多条骨折线,但其 4 个解剖部位之间相互移位<1 cm 或成角<45°,即视为无移位或轻微移位骨折,或称一部分骨折。当其中仅 1 个部位骨折并且移位时,称之为两部分骨折,它有 4 种形式,即解剖颈骨折、大结节骨折、小结节骨折或外科颈骨折。当肱骨近端 4 个解剖部位中,有 2 个部位骨折并且移位时,称为三部分骨折,它有 2 种形式,常见的是大结节、外科颈骨折,另一种为小结节、外

科颈骨折。当肱骨近端 4 个解剖部位均发生骨折移位时,称为四部分骨折,此时肱骨头向外侧脱位,血液供应破坏严重,极易发生缺血坏死。Neer 分型中也强调了骨折脱位,根据脱位方向分为前脱位、后脱位;根据骨折部分分为两部分骨折脱位、三部分骨折脱位及四部分骨折脱位。对于肱骨头压缩骨折,根据其压缩程度进行分级,即<20%、20%~45%或>45%。肱骨头劈裂骨折是指肱骨头关节面劈裂成几个部分,而不是指附着于大结节或小结节骨折上的小部分肱骨头(<10%或 15%),肱骨头劈裂骨折多为严重的暴力创伤所致,常与其他肱骨近端骨折同时存在。

肱骨近端骨折的 Neer 分型较为复杂,有学者对其可靠性及可重复性进行了调查,Sidor 及其同事调查发现其组内可重复性高于组间可靠性,医师的经验和专业水平是非常重要的因素。Neer 和 Rockwood 也认为,即使最有经验的专业医师在诊断方面也会有疑问,需要手术证实。有学者认为 CT 可能对诊断有一定帮助。

2.AO 分型

AO 分型是以损伤的严重程度和肱骨头坏死概率为基础,更强调肱骨头血供的破坏。它认为当任何一个结节与肱骨头相连时,肱骨头仍可以有适当的血供。它共分为 A、B、C 3 型,每一型又根据骨折的移位程度、方向、折端是否嵌插及是否合并脱位分成不同亚型。

(1)A 型骨折:指关节外骨折,仅包含一个结节,伴或不伴干骺端骨折;A_1 型为关节外单一结节骨折;A_2 型为关节外单一结节骨折,伴稳定的干骺端骨折;A_3 型为关节外单一结节骨折,伴不稳定的干骺端骨折。A 型骨折发生肱骨头坏死的可能性极低。

(2)B 型骨折:指部分关节内骨折,其中大小结节均骨折,同时伴干骺端骨折或盂肱关节脱位。B_1 型为关节外骨折,大小结节均骨折,伴稳定的干骺端骨折;B_2 型为关节外骨折,大小结节均骨折,伴不稳定的干骺端骨折;B_3 型为关节外骨折,大小结节均骨折,伴盂肱关节脱位。B 型骨折发生肱骨头坏死的可能性相对较低。

(3)C 型骨折:指完全关节内骨折,且肱骨头血供受到明显破坏。C_1 型为轻微关节段骨折(解剖颈骨折);C_2 型骨折伴明显移位;C_3 型骨折伴肩关节脱位。C 型骨折发生肱骨头坏死的可能性较高。

AO 分型较为复杂,其应用不如 Neer 分型更为广泛。有学者对两种方法进行了比较,AO 分型中的组间准确性并不强于 Neer 分型,且两种方法之间的可靠性很低。

(二)评分系统

一个科学、有效的评分系统对手术结果的评估十分重要。针对肩关节目前存在很多评分系统，如 HSS 评分、UCLA 评分、Neer 评分、Constant-Murley 评分以及 ASES 评分等。这些评分的设计都是将疼痛、功能（进行日常活动及特定活动的能力）、活动度以及肌力等方面进行综合评价，但由于各个评分系统对不同方面权重的不同，导致应用不同评分所得到的结果不尽相同，因而不能在不同病例系列之间进行有效的比较。近些年来人工肩关节置换在临床中的应用越来越广泛，因此迫切需要制订一个全世界公认的标准评分系统，使世界各地的骨科医师更加方便地交流，并且可以对不同系列的病例进行有效的对比。下面将对一些常用的评分系统作简单介绍。

Neer 评分是应用最为广泛的评分系统，尤其是北美地区，其满分为 100 分，其中疼痛 35 分，功能 30 分，活动度 25 分，解剖结构的重建（通过术后 X 线片检查）10 分。其特点是评分中包括了对解剖结构重建情况的考虑。Constant-Murley 评分是在欧洲应用最为广泛的评分系统，其满分也为 100 分，包括患者的主观评估如疼痛 15 分、功能 20 分，以及客观评估如活动度 40 分、三角肌肌力 25 分，2 个组成部分。其特点为对主观评估结果和客观评估结果存在不同的权重（主观 35 分，客观 65 分）。UCLA 评分同样包括了疼痛 10 分、功能 10 分及活动度 10 分 3 项内容的评估，并附加了患者的满意度 5 分。其特点是给予 3 项评估内容相同的权重，因此某一项评估的优良结果不能掩盖其他项评估较差的结果。ASES 评分是近年来为统一标准化评分系统而制订的一套评分，包括患者自我主观评估和医师客观评估 2 个部分。自我主观评估包括疼痛、稳定度和功能 3 个部分，疼痛和稳定度按 1～10 分级进行自我评定，功能评分通过 10 个日常生活活动的完成情况进行评定。医师客观评估包括活动度、肌力、稳定性以及是否存在各种体征（如局部压痛、撞击等）。最后的评分仅由自我主观评估部分的得分计算得出（疼痛 50%，功能 50%）。ASES 评分的应用日趋广泛，希望其能够成为一个公认的肩关节功能评分系统。

五、临床表现

肱骨近端骨折后最明显的表现是疼痛、肿胀、活动受限，因肩部软组织较厚，畸形表现不明显。在检查过程中应仔细询问受伤过程，常见的原因是间接暴力伤。在青少年受伤时，身体向后摔倒，患肢外展，肘关节伸直腕关节背伸位着地，暴力向上传导,造成肱骨近端骨折。对老年患者,轻微暴力即可造成骨折,患肢常为外展位。青壮年多为直接暴力伤,多来自外侧或前外侧,注意是否有其他合并伤,如颅脑损伤、胸部创伤等。询问病史时要注意是否有癫痫发作、电击或电治疗病史,此时常致肩关节后脱位或骨折脱位。

体检时患肩明显压痛,可触及骨擦感。伤后 24～48 小时可见淤血斑,受伤严重者伤后数天可向上臂、胸部蔓延。在骨折脱位时,肩关节有空虚感,前脱位时肩关节前方饱满,肩峰突出,肩关节后方扁平,明显方肩畸形;后脱位时肩关节后方饱满,喙突明显突出,肩关节前方扁平,合并外科颈骨折时,外旋受限可能不明显。诊断需靠良好的 X 线片或 CT 检查。

发生肱骨近端骨折时必须检查患肢的血管神经。肱骨外科颈骨折时远折端向内侧移位,可能伤及腋动脉。腋神经损伤最常见,注意检查肩外侧的皮肤感觉,但无特异性,感觉正常不能除外腋神经损伤。早期因疼痛无法检查三角肌收缩。因三角肌失张力,可导致肩关节半脱位,但 4 周后仍持续,则应注意区别是否腋神经麻痹。同时注意检查胸部损伤,有肩关节骨折脱位后肱骨头脱向胸腔的报道。对于严重暴力损伤,注意是否合并血气胸。

六、X 线诊断

清晰准确的 X 线片对肩部创伤诊断有重要意义,可以帮助判断骨折的部位、移位程度及骨折脱位的方向。在肩部创伤诊断中必须投照 3 个相互垂直平面的平片,即创伤系列片,包括肩胛骨正位 X 线片、肩胛骨侧位 X 线片(肩胛骨切线位片)和腋位 X 线片。

由于肩胛骨平面与冠状面成 30°～40°角,盂肱关节前倾,普通的肩关节前后位片实际为肩关节斜位片。在投照真正的肩胛骨正位片时,患肩紧靠片盒,健侧向前倾斜约 40°,此时投照肱骨头与肩胛盂无重叠,清楚显示关节间隙,肩胛盂前后缘完全重叠。当肩关节发生脱位时,则正常肩关节间隙消失,肱骨头与肩胛盂重叠。当外科颈骨折时,肩关节正位片不能充分反映骨折移位的方向,造成错误印象,导致治疗选择不正确。对于骨折畸形愈合或其他陈旧病变,需在 AP 位测量颈干角(解剖颈的垂直线与肱骨干中心线的夹角),投照时肩关节应处于旋转中立位,外旋时颈干角减小,内旋时颈干角增大。

在投照真正的肩胛骨侧位 X 线片时,患肩外侧紧靠片盒,健侧向前倾斜约 40°,X 线束在肩胛冈下切线通过。肩胛骨投影为 Y 形结构,前方分叉为喙突,后方为肩峰,垂直一竖为肩胛体,肩胛盂位于 Y 形结构的中心。在真正的肩胛骨侧位片上,可清晰显示外科颈骨折向前成角,大小结节骨折及肩关节前后脱位。对于肱骨近端骨折,只有在真正的肩胛骨正侧位片上才可清楚判断其移位成角的方向和大小,普通的肩关节前后位和穿胸位片均为肩关节斜位片,不能真正反映移位、成角及脱位情况。对于肱骨近端骨折患者,在颈腕吊带制动下可轻松投照。

腋位 X 线片可清晰显示盂肱关系,在肱骨近端骨折时应设法投照。投照时,尽量取仰卧位,患肩外展 70°~90°(避免加重骨折移位),片盒置于肩上,X 线束稍低于身体,由腋下向上投照。新鲜损伤患者,因疼痛导致肩关节外展明显受限,可按 Bloom 和 Dbata 提出的改良腋位法投照,即 Velpeau 位。投照时患者站立位,上半身向后倾斜约 30°,片盒放于腋下,X 线束从上向下垂直投照,但其影像重叠较多,临床应尽量仰卧位投照。

在清晰的腋位片上,可以准确诊断肩关节后脱位、大小结节骨折移位方向和程度、盂缘骨折及肱骨头骨折。

对于复杂的肱骨近端骨折,创伤系列的 X 线片加上 CT 影像,可以提供更准确的信息。虽然有文献认为 CT 对肱骨近端骨折的分型并无明显的意义,但实际上 CT 在判断大小结节移位、肱骨头劈裂骨折、压缩骨折、盂缘骨折及骨折脱位方面有很大帮助,在临床上应结合使用。

MRI 对于软组织损伤的诊断有明确意义,尤其是肩袖、肱二头肌腱、盂缘的损伤,但其费用较高,临床一般不作为常规检查。当大结节处有小片撕脱骨折时,因对冈上肌腱、冈上下腱及小圆肌腱损伤不能完全了解,可考虑做 MRI 检查。肱骨近端骨折及骨折脱位可造成腋动脉、旋肱前动脉、旋肱后动脉损伤,其发生率较低。临床检查过程中,一旦怀疑血管损伤,可通过血管造影来明确诊断。

七、治疗

(一)无移位或轻微移位骨折

肱骨近端骨折中,80%~85% 为无移位或轻微移位骨折,在 Neer 分型中又称一部分骨折。一般保守治疗可取得满意结果,即颈腕吊带制动,早期功能锻炼。但治疗中要明确骨折的稳定性,以免造成骨折进一步移位。

稳定性骨折采用简单的颈腕吊带制动即可。当伤后 1 周,疼痛肿胀等症状明显好转,即可开始功能锻炼。颈腕吊带制动 4~6 周,主要增加肩关节的活动范围。当 X 线上出现愈合迹象后,可进行主动的功能锻炼,同时开始三角肌、肩袖肌肉的等长收缩锻炼。随着肩关节主动活动范围的增加,可进行三角肌、肩袖肌肉的等张收缩锻炼。12周左右可进一步增加肩关节力量、活动范围的锻炼。

不稳定性骨折常见为外科颈粉碎骨折。对此类骨折,需采用标准的颈腕吊带制动。因骨折端不稳定,制动时间需相应延长,直到折端稳定,且一般不超过2~3周,即可开始功能锻炼,但需在医师的帮助下进行。其锻炼基本同上述。肩关节的功能锻炼过程中,要注意活动应发生在真正的盂肱关节,而不是发生在骨折端。当6周左右X线上出现愈合迹象后,被动活动范围才可增加。对此类骨折,过度的被动活动或过早的主动活动均可导致骨折移位。

(二)两部分骨折

两部分骨折共有4种类型,即解剖颈骨折、大结节骨折、小结节骨折和外科颈骨折,其中外科颈骨折最常见。

1.解剖颈骨折

解剖颈骨折此类骨折罕见,平片很难诊断,必要时需结合CT。解剖颈骨折位于大小结节上方,无软组织附着,肱骨头骨内、骨外交通支均遭到破坏,极易发生坏死。骨折后,肱骨头部分很小,且主要位于关节内,闭合复位很难成功,保守治疗结果很差。对于年轻患者,一般建议采用切开复位内固定。对于年龄较大的患者,可采用人工关节置换术。

2.两部分大结节骨折

根据Neer分类标准,当移位>1 cm时即应手术。但目前认为,大结节骨折不同于其他部位骨折,移位时容易引起症状,当移位>0.5 cm时即应手术。对于骨质良好的患者,可采用螺丝钉固定;对于骨质疏松者,可采用折块间缝合加"8"字张力带固定。术后可早期进行肩关节被动功能锻炼,6周后愈合迹象明显时开始行主动功能锻炼。

两部分大结节骨折合并肩脱位较常见,其占肩关节前脱位的33%,治疗时首选闭合复位。肩关节脱位复位后,大结节基本恢复到正常的解剖位置。复位后颈腕吊带制动,制动持续3~4周,症状消失后即可被动功能锻炼。大结节骨折脱位经保守治疗可获得满意的结果。但当肩关节复位后大结节移位仍很明显,当移位超过5 mm时就应手术治疗。

3.两部分小结节骨折

对于移位明显的骨块,若不复位,可影响肩关节内旋。手术可采用三角肌胸大肌间隙入路。对于骨质良好者可用螺丝钉固定,疏松者可用上述折块间缝合加"8"字张力带固定方法。

两部分小结节骨折合并肩脱位常为后脱位小结节撕脱骨折。新鲜损伤治疗首选闭合复位，最好在麻醉下进行。术后拍片证实复位及小结节移位情况。若肩关节复位且小结节无明显移位，用支具或肩"人"字石膏将患肢固定于外展$10°～15°$、后伸$10°～15°$及外旋$10°～15°$位，3周后开始功能锻炼。若小结节明显移位，可切开复位内固定。

4.外科颈骨折

对于无移位或轻微移位的外科颈骨折，经保守治疗即可取得满意结果。

对移位的外科颈骨折，经闭合复位后，可采用颈腕吊带固定、经皮穿针固定或外固定架固定。两部分外科颈骨折不同于肱骨干骨折，不能使用悬垂石膏，以免造成折端分离，增加不愈合的机会。闭合复位后，采用O形石膏固定，也很难控制骨折端，同时可导致患者诸多不适。对于肱骨外科颈粉碎骨折，骨折端明显不稳定，但移位不大，"披肩"石膏固定可起到一定作用。外科颈骨折后，因胸大肌、背阔肌均可牵拉远折端向内移位，为避免上肢外展，不建议使用外展架。对于前屈内收位支架固定，逐步纠正向前成角可能造成患者不舒服。若闭合复位不成功，则需切开复位内固定。

两部分外科颈骨折合并肩脱位较为少见，一旦发生，几乎均为前脱位。虽然原始两部分外科颈骨折脱位并不常见，但医源性损伤并不少见，多为肩关节脱位时粗暴整复造成。两部分外科颈骨折脱位也可以在麻醉下复位成功，但复位很困难，应避免反复暴力复位。复位不成功，可采用切开复位内固定。两部分外科颈骨折脱位的手术指征：①合并血管损伤；②开放骨折；③闭合复位失败；④肩脱位伴无移位的外科颈骨折。手术方法包括以下两种。

(1)闭合复位经皮穿针固定。通过临床实践，经皮穿针固定的适应证有：①两部分外科颈骨折；②存在外科颈嵌插骨折的两部分大结节骨折；③外展嵌插四部分骨折。

一定程度的骨质疏松并不是经皮穿针固定的绝对禁忌证。但生物力学实验结果表明穿针固定的生物力学强度低于诸如钢板螺钉固定或髓内固定等其他固定方式，因此对于存在极为严重骨质疏松或外科颈骨折粉碎极为严重，尤其是内侧骨皮质粉碎严重的患者不适于进行穿针固定，其他诸如钢板螺钉内固定、张力带固定或缝合固定等方式同样不适于存在骨质疏松情况的骨折，而应采用髓内固定的方式进行治疗。对于单一骨折的两部分大结节骨折、两部分小结节骨折和/或合并脱位的情况亦不适于经皮穿针固定，为达到满意有效的复位和固定应进行切开复位缝合内固定。

（2）切开复位内固定。若闭合复位不能获得成功、不稳定骨折、严重粉碎骨折或经皮穿针固定不满意者，可采用切开复位内固定。治疗时可采用的固定方式包括使用不吸收线的缝合进行固定或改良 Ender 针加张力带固定，以及 T 形钢板固定。近年来面世的锁定钢板固定系统可以很好地避免上述缺点，具有良好的应用前景。

（三）三部分骨折

对于三部分骨折，保守治疗效果较差。目前临床认为，对于并不复杂的三部分骨折，切开复位内固定有较高的满意率。手术操作要轻柔，避免造成过多的软组织损伤。对于严重骨质疏松或严重粉碎骨折者，采用切开复位内固定很难达到满意的复位和固定。术后容易发生不愈合、畸形愈合和肱骨头坏死等并发症，且术后不能进行早期功能锻炼，预后较差，建议行人工肩关节置换。

对于三部分骨折脱位，有前脱位及后脱位两种形式。肱骨头血供破坏严重，仅一个结节与肱骨头相连，可提供部分血供。对于年轻骨质良好的患者，可采用切开复位内固定，而对于严重粉碎骨折及骨质疏松患者，人工关节置换可作为首选。

（四）四部分骨折

1.外展嵌插型四部分骨折

目前的治疗趋势认为，年轻骨质良好的外展嵌插型四部分骨折，采用经皮撬拨复位、内固定的手术方法，可取得较高的满意率和较低的坏死率。但对于老年骨质疏松者，首选人工关节置换，这样可避免软组织瘢痕粘连、挛缩，大小结节畸形愈合等并发症，减小手术难度，以利术后恢复。

2.“经典”四部分骨折及脱位

“经典”四部分骨折是指肱骨近端四个解剖部分完全分离，肱骨头移向外侧或后方，此时肱骨头血供破坏较重，容易发生缺血坏死，保守治疗一般不满意。这类骨折是人工肩关节置换最常见的适应证。

另外需要特别强调，对较年轻的复杂肱骨近端骨折的患者，选择人工肩关节置换作为治疗手段应十分谨慎。从临床长期随访结果来看应用人工肩关节置换手术治疗复杂肱骨近端骨折可显著改善患者的疼痛症状，并在一定程度上改善活动度。但当回访时，接近一半的年轻患者对结果不满意，因此对 50 岁以下的患者应用人工肩关节置换时应十分谨慎，在条件允许的情况下尽可能使用切开或闭合复位、内固定的方法治疗。

（五）肱骨头劈裂和塌陷骨折

肱骨头塌陷骨折常合并于肩关节脱位中，尤其后脱位常见。根据塌陷程度分为＜20％、20％～45％及＞45％,不同的塌陷程度可采取不同的治疗方法。当塌陷＜20％时可保守治疗,肩关节脱位复位后,塌陷处不做特殊处理。当塌陷在20％～45％,同时合并肩关节后脱位时,可采用改良的 McLaughlin 手术,小结节截骨,移至塌陷处,用螺丝钉固定。当塌陷＞45％时,建议人工关节置换。肱骨头劈裂骨折常合并外科颈骨折或大小结节骨折,对年轻骨质良好的患者可行切开复位内固定,但手术较困难,且预后较差,一般建议人工关节置换。

八、并发症

肱骨近端骨折常伴有并发症,临床治疗很困难。常见的并发症有神经血管损伤、畸形愈合、不愈合、肩峰下撞击、肱骨头缺血坏死、感染等。这些并发症不仅由损伤本身造成,也常由不适当的诊断和治疗造成。

(一)神经损伤

在肩关节创伤中,最容易导致神经症状的损伤类型为肩关节前脱位、大结节骨折合并肩关节前脱位及外科颈水平的骨折。最长受累的神经有腋神经、肩胛上神经、桡神经和肌皮神经,其中腋神经尤为常见,这与其解剖位置及走行有关。

肱骨近端骨折中,与神经损伤的因素有很多,如创伤类型、暴力大小、外科颈骨折位置及移位程度、是否合并肩脱位、年龄、血肿形成及手术损伤。有文献报道,在三、四部分骨折切开复位内固定中,神经损伤达 17.4％。

肱骨近端骨折及骨折脱位合并神经损伤在临床上并不少见。在急性损伤中,由于患者一般情况较差或局部疼痛、肿胀、活动受限,很难进行准确的神经检查。对于腋神经损伤,仅检查肩及上臂外侧皮肤感觉是不够的,皮肤感觉正常不能排除其运动支的损伤,这在肌电图检查的研究中已证实。神经检查可在骨折端已稳定或骨折已初步愈合情况下进行,通过临床物理检查或肌电图证实是否有神经损伤。检查的肌肉应包括三角肌、肩袖肌肉、斜方肌、前锯肌、菱形肌、肱二头肌和肱三头肌。

肱骨近端骨折合并神经损伤者,大多数经保守治疗可恢复。在观察 2～3 个月后神经无恢复迹象的,可手术探查。

(二)血管损伤

肱骨近端骨折合并血管损伤很少见,临床上不易发现,可导致严重后果。其中常见腋动脉损伤,损伤位于旋肱前动脉起点以上。由于肩关节周围有丰富的侧副循环,腋动脉损伤后,肢体远端的血供可由侧副循环代偿,常容易漏诊。血管损伤与患者年龄、受伤机制、骨折部位及移位程度有关。

交通伤或高能量损伤是造成肱骨近端骨折合并血管损伤的主要原因。对于老年患者,由于动脉硬化,血管弹性减小,很容易受到牵拉损伤,即使轻微创伤或轻微移位骨折也可造成血管损伤。在肱骨近端骨折中,最容易造成血管损伤的骨折类型为外科颈骨折。

根据损伤病理不同,血管损伤可分为完全断裂、由于分支牵拉造成主干撕裂或血管内膜损伤导致血管栓塞。

当确诊血管损伤后,应早期手术探查修复。有学者认为,由于侧支循环供应,虽不致造成整个肢体坏死,但因血循环供应不足,约 2/3 患者留有上肢功能障碍。手术中,首先将肱骨近端骨折复位固定。血管损伤可行断端吻合或血管移植。

(三)不愈合

肱骨近端骨折不愈合并不多见,常与骨折粉碎程度、移位大小及治疗方法的选择有关。但临床也有关于无移位骨折发生不愈合的报道。最常发生不愈合的部位在外科颈。肱骨近端骨折不愈合常与治疗不当有关,如使用悬垂石膏治疗。肱骨近端骨折与肱骨干骨折不同,临床治疗中应加以区别,对于肱骨近端骨折选用悬垂石膏治疗时,由于重力作用常常使骨折端发生分离,导致不愈合,应注意避免。

肱骨近端骨折不愈合常常发生在保守治疗后。当骨折移位严重、折端明显粉碎或不稳定、折端内软组织嵌入时,采用保守治疗可导致不愈合发生。手术失败也可导致不愈合的发生,如骨质疏松时强行采用切开复位内固定、内固定选择不当及感染等。对于肱骨近端骨折的治疗,应根据不同情况具体分析,如外科颈骨折,虽然移位不明显,但骨折端粉碎不稳定,保守治疗发生再移位或不愈合可能性较大,此时也应手术治疗,采用闭合穿针或切开内固定。

肱骨近端骨折不愈合可通过平片即可诊断,必要时可结合 CT。一旦确诊不愈合,即应手术治疗。但此时肱骨头明显疏松,骨折周围软组织粘连,折端假关节形成,手术难度较大。在两部分外科颈骨折不愈合中,对于骨折良好或年轻患者,手术可采用切开复位内固定,术中松质骨可植骨。切开复位内固定可明显缓解疼痛,但活动范围恢复并不显著。对于骨质明显疏松的老年患者,可采用人工关节置换术。对于三或四部分骨折不愈合,切开复位内固定很困难,同时肱骨头容易发生坏死,可直接考虑人工关节置换。对于不愈合时间较长,关节盂明显退行性变或软骨剥脱,可行人工全肩置换术。肱骨近端骨折不愈合或畸形愈合患者,一般不考虑肱骨头切除或肩关节融合术,只有在臂丛神经完全损伤不能恢复或肩外展无法恢复时,为缓解疼痛,才可以行此类手术。

(四)畸形愈合

畸形愈合常继发于不当的保守治疗及失败的手术治疗,明显的畸形愈合可导致患肩疼痛、功能障碍。由于大小结节在肩袖肌肉肌腱牵拉下回缩,骨干在胸大肌牵拉下的内侧移位以及周围软组织粘连,临床治疗相当困难。

肱骨近端骨折畸形愈合最常见的原因是原始诊断不明确,各部位移位方向及程度判断不准确,导致错误的治疗。如外科颈骨折时未投照肩胛骨侧位片,无法判断并纠正其向前成角的大小,导致向前成角畸形愈合,影响肩关节前屈上举。大结节骨折后向上方移位,畸形愈合后导致肩峰下撞击,影响外展。因此,肱骨近端骨折发生后,投照正确的X线片及准确判断各部位移位方向及程度至关重要。虽然有些骨折原始移位并不大,但其存在一定的不稳定因素,保守治疗过程中继发移位,导致畸形愈合或不愈合。因此,应仔细分析骨折的性质,选择正确的治疗方法,避免发生此类情况。肱骨近端骨折畸形愈合也可继发于手术治疗后。手术复位不足,内固定选择不当,固定不牢固常常导致畸形愈合的发生。

对于肱骨近端骨折畸形愈合患者,应根据患者的年龄、功能要求程度、是否耐受手术、术后能否配合功能锻炼及是否合并不能恢复的神经损伤来选择治疗方案。对于年轻功能要求较高患者可积极手术治疗。

1.两部分外科颈骨折畸形愈合

外科颈骨折畸形愈合常发生在多个平面,包括向前成角、内收内旋畸形。向前成角可使前屈上举受限。明显的内收畸形使大结节相对上移,外展时发生肩峰下撞击。外科颈骨折畸形愈合时,三角肌止点相对上移,肌力减弱。外科颈骨折畸形愈合时肩关节活动范围可通过肩胛胸壁关节代偿,但过多的代偿会引起疼痛不适,产生创伤后翼状肩胛。

外科颈骨折畸形愈合可通过截骨重新固定来治疗。

2.两部分大结节、小结节畸形愈合

大结节、小结节骨折移位,相当于肩袖撕裂损伤,导致肩袖功能障碍,影响肩关节活动。大结节骨折畸形愈合更常见,更容易引起肩关节功能障碍。常有两种畸形愈合类型,一种是在冈上肌牵拉下向上方移位,平片很容易诊断。大结节移位后不仅影响冈上肌功能,同时也像楔子一样嵌入肩峰下间隙,影响肩关节外展。另一种是在冈下肌、小圆肌牵拉下向后方移位,因其与肱骨头重叠,平片有时容易漏诊,需要良好的腋位相或结合CT诊断。向后移位的大结节不仅阻挡

肩关节外旋,同时也影响冈下肌、小圆肌功能,使外旋肌力减弱,影响肩关节外展、外旋。

小结节骨折移位后畸形愈合很少见,一般在肩胛下肌的牵拉下向内侧移位,不仅导致肩关节内旋受限,同时也影响肩胛下肌功能,它是肩关节前方动力稳定的重要因素。当明确移位>0.5 cm 时即可手术治疗。手术彻底松解回缩的结节骨块,必要时松解关节囊、肩峰下间隙,或行肩峰成形术。将结节骨块连同所附着的肩袖肌腱复位到正常的解剖部位,可采用张力带或螺丝钉固定。

3.复杂的畸形愈合

对于三部分、四部分骨折畸形愈合,由于多种畸形同时存在,使其治疗更为复杂。手术广泛剥离,多部位截骨,手术风险大,肱骨头更容易发生坏死,术后结果难以预测。只有对年轻骨质良好患者,才可考虑重新切开复位内固定。对于明显疼痛、功能受限且骨质疏松患者,人工关节置换是一良好的选择。

(五)肱骨头缺血坏死

肱骨头缺血坏死在临床上并不少见,尤其在三或四部分骨折中,旋肱前动脉分支在结节间沟外上方进入肱骨头处受到破坏,同时肩袖止点处骨折,进一步破坏肱骨头血供,导致肱骨头缺血坏死。

创伤后肱骨头缺血坏死的主要临床表现是肩关节疼痛、活动障碍,当伴有大小结节畸形愈合及盂肱关节骨性关节炎时,症状更为突出,一般需人工关节置换来缓解疼痛、改善功能。也有文献认为,即使肱骨头缺血坏死,盂肱关节保持完整,大小结节在正常的解剖位置愈合,肩关节也可以有良好的功能。

(六)创伤后肩关节僵硬

造成肩关节僵硬的主要原因是骨折后或手术后缺少适当的肩关节功能锻炼,导致肩关节活动范围严重受限。一般可先在麻醉下推拿,但注意避免再次骨折,尤其是骨质疏松患者,应特别小心。麻醉下推拿不满意的患者,可手术松解,切除瘢痕,必要时松解关节囊,术后正确指导患者进行功能锻炼。

(七)创伤后关节炎

肩关节创伤后关节炎是指创伤后盂肱关节的退行性改变,主要表现为肩关节疼痛、僵硬及活动障碍。对于盂肱关节,轻度的关节面不对称是可以接受的。关节盂骨折后,关节面移位在 5 mm 仅为相对手术指征,移位>1 cm 为绝对手术指征。肱骨近端骨折后肱骨头坏死、畸形愈合、不愈合、陈旧骨折脱位、合并血管神经损伤是造成肩关节创伤后关节炎的常见原因,瘢痕挛缩、肩袖及三角肌损伤也常常造成肩关节创伤后关节炎。

对于轻度创伤后关节炎,可采取药物治疗及理疗,使用非甾体类抗炎药缓解疼痛。物理治疗主要增加肩关节活动范围,增强肩袖肌肉及三角肌力量。对于保守治疗不满意者,全肩人工关节置换是一良好选择。一般不采用肩关节融合,只有当臂丛神经、肩袖、三角肌损伤不能恢复时,才可考虑。

九、预后与康复

功能锻炼是肱骨近端骨折术后取得良好效果的重要环节,即使手术复位再好,没有术后正确的功能锻炼,也很难取得满意结果。具体方法应根据骨折的类型、稳定性、手术方法、固定是否牢固及患者理解程度来决定。术前术后对患者的交代及指导至关重要。早期锻炼时应尽量减轻疼痛,消除疑虑。目前常用的功能锻炼分3个阶段,即被动功能锻炼、主动功能锻炼及加强活动范围和力量锻炼。

第一阶段:此阶段为被动功能锻炼,以增加活动范围为主,尽量减少关节囊、韧带等软组织粘连。对无移位或轻微移位骨折和经闭合复位后的稳定骨折,在一周后即可开始被动功能锻炼。早期进行钟摆样锻炼(可在颈腕吊带下)。随着症状好转,进行外旋锻炼。3周后骨折进一步稳定,在医师的帮助下进行前屈锻炼。

对手术固定较牢固的患者,术后1~2天即可开始。主要进行钟摆样锻炼及在医师的帮助下进行前屈锻炼、外旋锻炼,4周后可进行肌肉等长收缩锻炼。

第二阶段:此阶段为主动功能锻炼,一般在 X 线下出现愈合迹象后开始,逐步增加三角肌及肩袖肌力。主要在仰卧位下主动前屈。注意保持屈肘位减少上肢重力,利于前屈锻炼。后逐步在坐位或站立位下进行。可用橡皮带增加内外旋锻炼。可鼓励患者双手抱头,进行上肢外展、外旋锻炼。

第三阶段:主要加强活动范围和力量锻炼。上肢可倚于墙上,用力加强前屈,以伸展肩关节。3个月后可逐步开始力量锻炼。

第二节 锁 骨 骨 折

一、概述

锁骨骨折的发生率为每 10 万人中 30~60 人,其中男女比例约为 2∶1,占所有骨折的 5%~10%,占肩关节损伤的 44%。锁骨是人体最早发生骨化的骨骼,其骨化从胚胎第 5 周开始,而且是唯一通过膜内成骨方式骨化的长管状骨。原始骨化中心位于锁骨的中部,负责 5 岁以内锁骨的生长。在锁骨的内外端各存在一个生长骺板,但往往只有内侧的骨化中心可通过 X 线被观察到。内侧骺板负责锁骨长度生长的 80%,其骨化中心通常要到 13~19 岁才开始出现,而到 22~25 岁才与锁骨融合。因此在临床上对年轻患者作出胸锁关节脱位的诊断时一定要注意与锁骨内侧骨骺损伤相鉴别。

二、功能解剖

锁骨从前面观察近似于直线,但从上方观察为"S"形,外侧弯曲凸向背侧,内侧弯曲凸向腹侧。其横截面沿着长轴不断变化,外 1/3 呈扁平状,以适应肌肉和韧带的牵拉;到了中 1/3 变为管状,直径减小而皮质厚度加大、骨质较其他部位更为致密,以适应轴向的压力与拉力并对其下方的血管神经形成保护;内 1/3 呈菱形,通过坚强的韧带组织与胸骨和第一肋骨相关节(图 6-1)。解剖学研究由于中外 1/3 在形态上的变化造成锁骨在此处最为薄弱。另外,此处位于锁骨下肌止点外侧,缺乏肌肉韧带的保护,是骨折最易发生的部位,而临床的观察也证明了这一点。

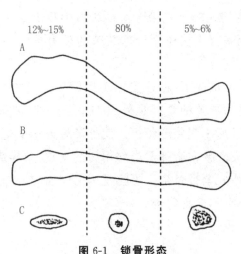

图 6-1 锁骨形态

A.上面观;B.前面观;C.横截面

锁骨的主要生理功能如下。

(1)为上肢提供力量与稳定。

(2)参与肩关节运动。

(3)提供肌肉附力点。

（4）保护血管、神经（图 6-2）。

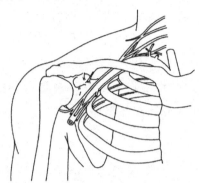

图 6-2　锁骨对神经血管的保护作用

（5）呼吸功能。

（6）美观。另外，这一类女性患者常常会有患侧胸罩吊带滑脱的困扰。

三、损伤机制

对于成人的锁骨骨折，既往认为锁骨骨折最常见的致伤机制为手掌过伸位摔倒所致，但 Stanley 等对 122 例锁骨骨折的病例研究结果发现这种受伤机制在锁骨中段骨折中只占到 6.3%，在锁骨远端骨折中只占到 5.9%，在全部患者中，最为常见的致伤机制来自直接作用于肩关节的外力导致，通常无明显移位或仅轻度移位。

手掌过伸位摔倒的情况下，往往是由于摔倒后继发的外力冲击导致骨折的发生。另一类间接暴力导致的骨折是外力作用于肩部，使得锁骨与第一肋骨撞击，导致在锁骨中 1/3 形成螺旋形骨折。此外随着近年来交通事故的频发，由于在车祸中强力撞击，安全带在肩部形成作用力的支点，常导致锁骨中部横形或斜形骨折，人们将之称作安全带骨折。可能是因为创伤的暴力通常较大，这一类骨折较通常的锁骨骨折更不容易愈合。

四、分型

Allman 将锁骨骨折分为 3 型：Ⅰ型为中 1/3 骨折，约占所有锁骨骨折中的 80%；Ⅱ型为外 1/3 骨折，占 15%；Ⅲ型为内 1/3 骨折，占 5%。Neer 将锁骨远端骨折定义为位于斜方韧带内侧边缘以外的骨折，进一步将其分为喙锁韧带完整和韧带损伤、骨折明显移位的不同亚型。

Craig 在 Neer 分型的基础上，对锁骨骨折进行了较为详细的分类，到目前为止是被应用得最为广泛的分型方法：Ⅰ型为中 1/3 骨折，Ⅱ型为外 1/3 骨折，其中Ⅱ型又分成5种类型。

(1)韧带间骨折(图 6-3),通常无明显移位或仅轻度移位。

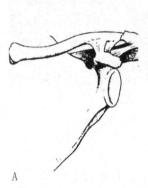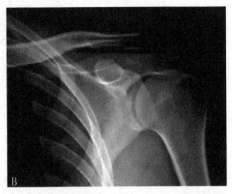

图 6-3　韧带间骨折

A.示意图;B.X 线表现

(2)喙锁韧带内侧骨折,其中又根据韧带的完整性分为 A 亚型(锥状韧带和斜方韧带完整,附着于远骨折端)(图 6-4)和 B 型(锥状韧带断裂而斜方韧带完整)(图 6-5)。

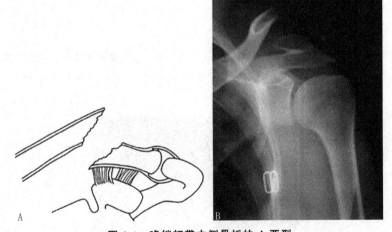

图 6-4　喙锁韧带内侧骨折的 A 亚型

A.示意图;B.X 线表现。锥状韧带和斜方韧带完整,附着于远骨折端

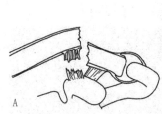
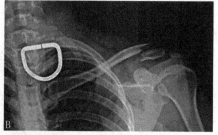

图 6-5　喙锁韧带内侧骨折的 B 亚型

A.示意图;B.X 线表现。锥状韧带断裂而斜方韧带完整

(3)锁骨远端关节面的骨折(图 6-6)。

(4)喙锁韧带与锁骨骨膜相连,骨折近端向上方移位(图 6-7)。

(5)粉碎性骨折,喙锁韧带仅与碎骨片相连(图 6-8)。

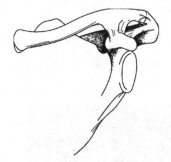
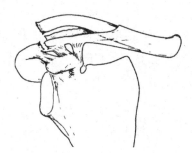

图 6-6　锁骨远端关节面的骨折图

图 6-7　喙锁韧带与锁骨骨膜相连,
骨折近端向上方移位

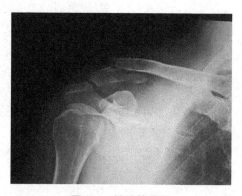

图 6-8　粉碎性骨折

　　Ⅲ型为内 1/3 骨折,也分成 5 型:①轻度移位;②韧带断裂,骨折移位;③关节内骨折;④骨骺分离;⑤粉碎骨折。

此外，还有 Robinson 分型，这是基于对 1000 例锁骨骨折的临床观察所作出的分类方法，与预后密切相关。Ⅰ型（图 6-9）为内 1/3 骨折，Ⅱ型（图 6-10）为中 1/3 骨折，Ⅲ型（图 6-11）为外 1/3 骨折，再根据移位程度分为移位不足 100％的 A 亚型和超过 100％的 B 亚型。其中内 1/3 和外 1/3 骨折又根据是否涉及关节面进一步划分；而中 1/3 又根据骨折严重程度进一步划分，简单骨折以及楔形粉碎为 1 型，节段或粉碎为 2 型。

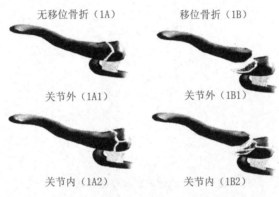

图 6-9　Robinson 分型，Ⅰ型骨折图

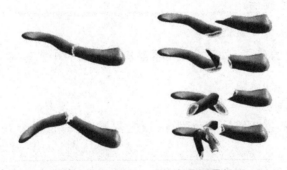

图 6-10　Robinson 分型，Ⅱ型骨折

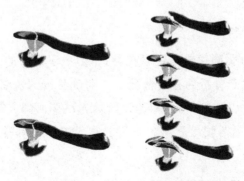

图 6-11　Robinson 分型，Ⅲ型骨折

五、诊断

锁骨骨折后症状及体征明显,较易作出诊断。典型的体征为胸大肌牵拉患侧肩关节下沉、前屈并内旋,健肢托住患肘以对抗重力作用,头偏向患侧,下颌转向健侧以放松胸锁乳突肌的牵拉(图 6-12)。

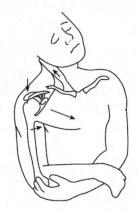

图 6-12 锁骨骨折典型临床表现

(一)合并其他疾病

锁骨骨折可以合并其他疾病。

(1)其他部位的骨折,如肩胛骨(漂浮肩)、肋骨、胸锁、肩锁、肩胛胸壁关节脱位。

(2)肺部损伤。

(3)血管损伤,包括锁骨下动静脉、颈内静脉,有时也可合并腋动脉、肩胛上动脉损伤。

(4)臂丛神经损伤,常为尺神经损伤。因此在体检时应注意是否合并其他部位的损伤以避免漏诊。

(二)锁骨中段骨折

前后位 X 线片可明确锁骨是否存在骨折,但由于锁骨的解剖形态,单靠一张前后位片很难正确判断骨折的移位情况。为明确骨折的短缩、移位与成角,需要加另一方向上的线片以助判断,通常建议管球向尾侧倾斜 45°,向头侧进行拍照。Rowe 建议拍片时应包括肱骨上 1/3、肩胛骨以及肺野以利排除合并损伤。

(三)外 1/3 骨折

锁骨外 1/3 骨折通常需要拍摄创伤系列 X 线片,包括标准的肩关节正位、肩肩骨侧位以及腋位线片。Neer 推荐投照 3 种角度 X 线片。

（1）双腕悬吊 10 磅（约 4.5 kg）重物（图 6-13）投照双肩关节前后位片,如与正常侧对比显示患侧喙突到内侧骨折端之间距离加大,提示存在韧带损伤。

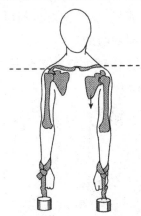

图 6-13 双腕悬吊 10 磅（约 4.5 kg）重物

（2）肩胛骨侧位片可显示内侧骨折向后方移位,外侧骨折向前方移位。

（3）与前者呈 90°自后向前投照,或者患侧肩关节内收,肘关节越过身体中线进行前后位投照,此时如存在韧带损伤,肩关节会相对锁骨向前内侧半脱位,锁骨的远骨折端位于近折端下方。

特殊 X 线拍片方法:双腕悬吊 10 磅（约 4.5 kg）重物投照双肩关节前后位片,如与正常侧对比显示患侧喙突到内侧骨折端之间距离加大,提示存在韧带损伤。

(四)内 1/3 骨折

常规线片不易判断,经常需要进行 CT 扫描。

六、治疗

既往认为锁骨骨折的治疗简单明了,医师所要做的仅仅是对症治疗,由于大多数患者在功能上不会产生太大的问题,即使出现畸形也只是影响美观。另外,新鲜的锁骨骨折如果施行手术往往带来许多不必要的麻烦,并且常常造成比非手术治疗更差的结果。近年来随着人们认识的深入,发现对于存在明显移位的锁骨骨折,如仅仅采取非手术治疗将会导致进行性肩关节畸形、疼痛、功能受限和神经血管损伤等一系列的问题,因此已成为在治疗上争论最多的一类骨折。

(一)锁骨中段骨折

既往的观点认为锁骨中段骨折不需要手术治疗,非手术治疗锁骨中段骨折一直占据着主导地位。Eskola 等对 89 例锁骨骨折的 2 年随访结果表明有 27% 的患者仍存在疼痛和活动受限,证明对锁骨骨折的治疗仍有很多需要改进的地方。像所有骨折一样,锁骨骨折的治疗目标是在恢复功能、消除畸形的前提下使骨折顺利愈合,如果牢记这一原则,就会发现在既往多达 200 余种的非手术治疗方法中,有相当多的方法是值得商榷的。

非手术治疗包括多种方法,如对患肢简单悬吊的颈腕吊带、吊带辅以绷带、Sayre 绷带、Velpeau 绷带等(图 6-14)。

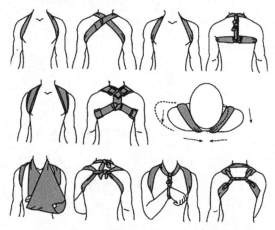

图 6-14　锁骨骨折的非手术治疗方法

此类治疗应用简单,但由于无维持复位的作用,许多骨科医师感到很难接受。另外,当患肢放置在吊带中并且前臂放在腹前会加重骨折的短缩,而严重的短缩往往会造成骨折愈合困难。另一类治疗包括"8"字绷带、石膏等既往认为可维持骨折复位的方法,但真正能维持骨折的复位在实践上很难做到,大多数复位固定方法不仅让患者感到极不舒适,而且会造成极大的危险。有研究表明"8"字绷带与颈腕吊带在治疗结果上无明显差异。尽管对于锁骨骨折长期以来产生了多种的固定方式,但研究表明种种方法其结果并没有明显的差异性。

现在随着内固定技术的发展,越来越多的文献报道应用内固定治疗锁骨骨折取得了良好的结果。越来越多的医师也认识到既往锁骨骨折术后不愈合主要的原因在于手术技术上存在着失误,只要手术技术适当,并不会阻碍骨折的愈合过程。

目前比较一致的观点认为 80%～90% 的锁骨中 1/3 骨折可采取非手术的方法进行治疗。手术治疗的绝对适应证包括:开放骨折、合并血管损伤、进行性神经受损的表现、漂浮肩、移位的病理骨折,以及原始骨折短缩＞2 cm。相对适应证包括合并有多发伤、皮肤受损潜行剥脱、双侧锁骨骨折、无法忍受长时间制动、对外形美观有较高要求，以及存在帕金森症、癫痫、颅脑损伤等神经精神情况。

手术方式主要包括髓内固定和接骨板系统 2 种。

1.髓内固定

适用于不太粉碎的骨折以及仅存在一蝶形骨块的骨折类型。包括 Rockwood 锁骨针（Depuy）、Hagie 针以及克氏针、斯氏针、Knowles 针、Kuntscher 针和 Rush 针。其主要优势有以下几点：对软组织不做过多的剥离，降低骨折迟延愈合以及不愈合的发生率；小切口；操作容易，学习曲线较短；不对锁骨做过多的破坏，不降低锁骨强度；允许存在一定的短缩；二期取出容易。缺点包括：髓内针容易发生游移；不能很好地控制旋转；髓内针向外侧退缩；需要二次手术取出。但近年来随着对各种髓内固定方式的改进，其缺点被大大降低。

2.接骨板固定（图 6-15）

接骨板固定锁骨骨折目前仍是"金标准"。接骨板包括 3.5 mm LC-DCP、3.5 mm重建板、LCP锁定接骨板以及一些特殊形态的接骨板。接骨板的优点：可对横形骨折进行加压；可对斜形或存在蝶形骨块的骨折以拉力螺钉结合中和接骨板进行固定；有效地控制旋转；对骨折进行牢固固定以利患者进行日常生活；接骨板通常不需要取出（如必须取出要等到术后 12～18 个月）。接骨板的一个主要问题是需要剥离软组织，对骨折的血运造成一定的破坏，Craig 建议对于骨折粉碎的病例，最好一期进行植骨以促进骨折愈合。

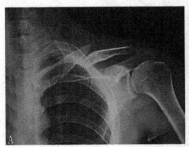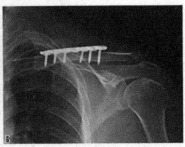

图 6-15 锁骨骨折的接骨板内固定手术

A.术前 X 线片；B.接骨板内固定术后 X 线片

（二）锁骨远端骨折

对于 Craig Ⅱ、Ⅴ型不稳定锁骨远端骨折来说，造成不稳定的力量来自以下四个方面：上肢的重力，胸大肌、胸小肌和背阔肌的牵拉，肩胛骨的旋转，斜方肌对骨折内侧端向后上方的牵拉。以上因素使得不稳定的锁骨远端骨折非手术治疗的不愈合率可达到 22%~33%。

手术方法包括 1~2 枚克氏针或螺纹针、螺丝钉经肩峰进行固定,但这种方法容易造成不愈合以及感染。其他的方法包括喙锁螺丝钉固定、喙突移位、张力带以及接骨板等。国外学者提出以锁骨钩接骨板对骨折进行复位后的固定,锁骨钩接骨板是一种间接的固定方式,其优点包括内固定物放置容易、可较为准确的维持复位、不破坏肩锁关节、内固定物相对稳定,不会像传统的克氏针一样向周围组织发生滑移。从既往的文献报道来看,在治疗锁骨远端骨折时,锁骨钩接骨板可提供稳定的固定,手术效果满意而且并发症相对较低,但在北京积水潭医院的临床应用中,发现对于一部分患者,钩接骨板的固定并不像理论上所说的那样允许肩锁关节间存在微动,而是限制了这种有助于分散应力的微动,从而导致在术后功能锻炼时产生的应力沿肩锁关节向锁骨传导,在接骨板的内侧部位造成应力集中,并出现应力骨折(图 6-16)。

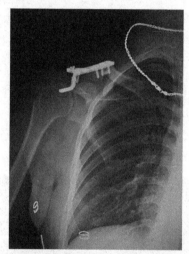

图 6-16 锁骨骨折钩接骨板内固定术后应力骨折

有鉴于此,目前所采取的方法为应用缝合锚钉加异体肌腱进行固定(图 6-17)。

手术采取 60°沙滩椅位,经肩峰后角向喙突做 Langer 切口,切开三角肌-胸大肌筋膜显露骨折后对骨折进行复位,对断裂的喙锁韧带清创而不进行修补,以两枚缝合锚打入喙突基底,锁骨上钻孔后将缝合锚钉的尾线依次穿过骨孔后打结固定,为加强固定效果,加用异体肌腱绕过喙突基底并穿过锁骨孔后打结固定。术后颈腕吊带制动 3 周后开始肩关节功能锻炼。临床上用此方法治疗了近百例患者,目前未发现出现固定失效的情况,术后随访结果显示肩关节功能大多获得了良好的恢复。

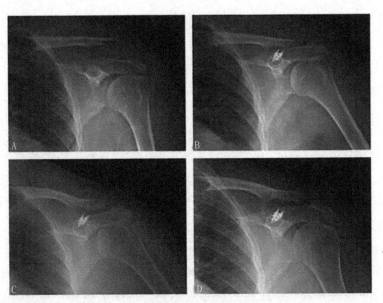

图 6-17　锁骨骨折的缝合锚钉加异体肌腱固定

A.术前 X 线片；B.术后 X 线片；C.术后 6 周复查 X 线片；D.术后 1 年复查 X 线片

(三)锁骨近端骨折

由于这一类骨折发生率较低，很难深入分析不同类型的骨折对治疗以及预后的影响，我们对此的经验也不是很多，很难提出系统的治疗方案。有文献报道对这一类骨折首选非手术治疗，颈腕吊带制动。如果出现血管神经损伤，或者骨折向后移位造成患者呼吸或吞咽困难，或者虽然没有这些症状但影像学检查发现移位的骨折对后方的重要结构有卡压，并且复位无效时可考虑切开复位内固定手术。如果无法固定，必要时可切除锁骨近端。

七、术后康复训练

术后正确及时的康复训练与手术本身一样重要。锁骨骨折患者术后早期需要颈腕吊带保护患肢，术后即刻在不引起疼痛的范围内开始被动功能活动，鼓励患者做洗脸、进餐、写字等日常生活。在早期的疼痛消失后可以开始钟摆运动，并进行肩袖、二头肌、三头肌的等长收缩。如手术中切开了三角肌-斜方肌筋膜，要等到其愈合后(3～4 周)再开始这两块肌肉的力量练习。如手术中使用了内固定物，大多数学者建议在 4～6 周内肩关节的前屈上举和外展不要超过 90°，以避免引发应力集中。6 周后开始肩关节无限制的各项活动，待骨折初步愈合后开始抗阻力的练习，术后 3 个月后逐渐恢复体育运动。通常锁骨骨折愈合需要 1

年左右的时间,对于从事对抗性运动的职业运动员来说,等待完全愈合后再开始体育运动当然是最为安全的,但这就意味着职业生涯的结束,因此大多数运动员2~3个月后就要重返赛场,因此应与之充分讨论如何尽量采取保护措施以避免再骨折的风险。

八、并发症

(一)不愈合

既往文献报道,锁骨骨折不愈合率为 0.9%~4%,近来的大宗病例调查发现,实际的不愈合率要比人们想象的高出许多。Basamania 报道非手术治疗的不愈合率为 10%,Eskola、Hill 等则报告为 15%~25%。

1.影响因素

(1)不适当的制动时间:由于锁骨骨折很难进行既稳定确实又简单舒适的制动,因此过早地放弃制动手段是造成骨折不愈合的一大原因。通常婴幼儿制动时间为 2 周,儿童为 3 周,青少年 4~6 周,成人要到 6 周以上。放射学上的愈合要晚于临床愈合,一旦对骨折的愈合存在疑问,医师应告诫患者将制动时间相应延长。

(2)创伤程度:创伤越重,对锁骨周围软组织的破坏就越重,缺乏来自软组织的血供是骨折不愈合的主要原因之一,在锁骨骨折也存在同样情况。另外,如骨折移位程度,软组织的卡压,手术操作的影响或无法有效固定等既往认为与不愈合有关的因素实际上也反映了创伤的程度。

(3)再骨折:原始骨折后周围的血管会在很长的时间内进行改建,此时发生再骨折,会使得血供无法到达骨折的部位,造成愈合困难。

(4)骨折部位:由于肌肉重力的牵拉、创伤的程度较大、无法通过有效地制动维持复位,使得远 1/3 骨折的不愈合率较其他部位高。

(5)不适当的手术:内固定的选择、应用以及术中对软组织的破坏程度,均对愈合起着重要的影响。Neer 曾说,一个不适当的手术,要比不做手术的结果更糟。

2.诊断

约有 75% 的患者以轻到中度的疼痛为表现,25% 以上的患者存在神经症状。患者有局部骨擦感,局部存在反常活动以及触压痛,有神经症状的患者通常表现为尺神经症状(图 6-18)。

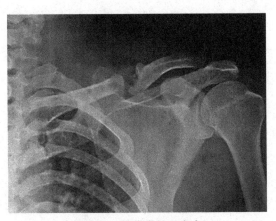

图 6-18　锁骨骨折不愈合

3.治疗

由于不愈合引发疼痛,肩关节力弱、功能受限,合并神经症状是手术的指征。比较一致的观点是采取切开复位内固定并植骨的方法治疗锁骨骨折不愈合。

(二)畸形愈合

传统的观点认为锁骨的畸形愈合仅仅是美观的问题,如果手术后出现不愈合,其结果还不如放任畸形存在。但近年的观察表明,锁骨的短缩超过 15 cm 以上时,常会导致晚期的疼痛与活动受限。另外,在治疗畸形愈合时,有学者提出简单的"锁骨成形",这种方法是不可取的。仅将突出的骨痂去除,能使锁骨变得更为菲薄,会大大增加骨折的风险,而且由于锁骨的畸形是在三维上的表现,仅在水平面上将锁骨"磨平",并不能完全纠正畸形。因此比较可靠的方法是与治疗不愈合相似:切开后尽量去除多余的骨痂,稳定内固定并一期植骨。当然术前一定要告知患者可能面对不愈合的风险。

(三)血管神经损伤

锁骨骨折后早期并发血管神经损伤的可能性较低,骨折以后由于移位,增加了血管神经的空间,因此一般不会由于骨折的移位出现继发的损伤,晚期则可能由于骨痂的生长造成卡压症状。一旦发生此种情况,常需手术解压。

(四)创伤性关节炎

锁骨骨折后的创伤性关节炎往往发生在锁骨外 1/3 骨折后的肩锁关节,主要是暴力在创伤的瞬间对该关节的破坏所致,还有一部分是由于骨折涉及关节面。如果封闭无效,则应切除锁骨远端 1 cm,术中应注意保护喙锁韧带。

第三节　肱骨干骨折

一、概述

肱骨干骨折是较为常见的骨折,约占所有骨折的 3%。近年来,不论手术治疗还是非手术治疗的方法都有所发展。大多数肱骨干骨折通过非手术治疗可以获得好或较好的结果。正确的非手术及手术治疗需要对肱骨的解剖、骨折类型和患者伤前的活动水平和期望获得的结果等有所了解。

二、解剖

肱骨干是指从近端胸大肌的止点处到远端髁上。近端肱骨干横断面呈圆形,远端在前后径上呈扁状。肱骨前方界线近端为大结节前方,远端为冠状突窝。内侧界线从近端的小结节到远端内上髁。外侧界限近端大结节后方到外上髁。三角肌止于肱骨干近端前外侧的三角肌结节。桡神经切迹内走行着桡神经和肱深动脉。肱骨干后方是三头肌的起点,有螺旋状骨凹。内外侧肌间隔将上臂分成前间隔和后间隔。前间隔包括肱二头肌、喙肱肌和肱肌。肱动脉、肱静脉及正中神经、肌皮神经及尺神经沿肱二头肌内侧走行。后间隔包含肱三头肌和桡神经。

肱骨干部的血供由肱动脉分支提供。肱骨干的滋养动脉从内侧中段远端进入肱骨。有些患者还有第 2 条滋养动脉,它从桡神经切迹进入。桡神经和肱深动脉穿过外侧肌间隔,内侧肌间隔被尺神经、上尺侧副动脉及下尺侧副动脉的后分支穿过。当骨折线在胸大肌止点近端时,由于肩袖的作用,近端骨块呈外展和内旋畸形,远骨折端由于胸大肌作用向内侧移位。当骨折线位于胸大肌以远、三角肌止点以近时,远骨折端由于三角肌的作用向外侧移位,近骨折端则由于胸大肌、背阔肌及大圆肌的作用向内侧移位。当骨折线位于三角肌止点以远时,近端骨折块外展屈曲,而远折端向近端移位。

三、损伤机制

肱骨干骨折可由直接或间接暴力造成。最常见的损伤机制包括高处坠落时手外伸、摩托车祸伤以及上臂直接受力。极度肌肉收缩也可造成肱骨干骨折。老年人摔倒造成的肱骨干骨折往往不形成粉碎状。高能量损伤常造成粉碎骨折和软组织严重伤。Klenerman 等对肱骨干施加外力造成的实验性骨折显示,单纯的压缩力造成肱骨近端或远端骨折,折弯力造成典型的横断骨折。扭转力会造成螺旋形骨折。弯曲和扭转力结合可导致斜形骨折,并常伴有蝶形骨块。肱骨干骨折后的移位方向,根据骨折部位不同受不同肌肉牵拉的影响,会出现不同方向的移位。

四、骨折分类

没有一种肱骨干骨折的分类被广泛接受。

AO/ASIF 对肱骨干骨折的分类是基于骨折的粉碎程度:A 型简单骨折;B 型有蝶块;C 型呈粉碎状。进一步分型是依骨折形态分成不同的亚型。

五、临床表现与诊断

肱骨干骨折患者常主诉上臂疼痛、肿胀及畸形,有反常活动和骨擦感。对无移位的骨折患者的临床症状也许很轻。由于肱骨干骨折常由高能量暴力造成,所以医师应该特别注意并发症的检查。首先应处理危及生命的损伤,然后再对肢体做系统检查。若有指征则应使用多普勒探测脉搏来判断血管情况,用测压仪来监测筋膜间隔的压力。对肿胀严重或有较重组织损伤以及多发伤的患者更应注意仔细检查。

肱骨干的标准 X 线片应包括正侧位。X 线片中应包含肩、肘关节,这样可以识别合并的关节脱位或关节内骨折。照 X 线片时应转动患者,而不是转动肱骨干来获取正位和侧位,对粉碎性骨折或骨折移位大的患者,牵引下拍片可能有所帮助。有时对侧肱骨全长 X 线片对术前计划的制订也有所帮助。肱骨干骨折时,CT 扫描不常应用;但对病理骨折,一些特殊的检查能帮助确定病变的范围,这些检查包括锝骨扫描、CT、MRI 检查。

第四节 肱骨远端骨折

一、肱骨髁上骨折

肱骨髁上骨折是指发生在肱骨髁与肱骨干之间骨质相对薄弱部分的骨折。最常见于 5~8 岁的儿童,占全部肘部骨折的 50%~60%,属关节外骨折,虽及时治疗后功能恢复较好,但有相当一部分病例合并肘内翻畸形,成人移位骨折大多需要采取手术治疗。肱骨髁上骨折一般分为 2 种类型:伸展型和屈曲型。伸展型占绝大多数(95%)。

(一)伸展型

1.损伤机制

伸肘位:肘部直接受到内收或外展的暴力可致此种骨折;跌倒时手掌撑地,同时肘部过伸及前臂旋前也是常见原因;肘部受到直接撞击也不少见。原始暴力和肱三头肌牵拉鹰嘴可使远折端向后、向近端移位;内、外上髁有前臂肌肉起点,肌肉牵拉可造成远折端呈屈曲状态,近折端尖部可移位至肘前窝,使肱动脉、正中神经受到挫伤或刺伤。

2.症状和体征

肘部肿胀,疼痛,远折端向后移位,可与肘后脱位相混淆,但肘后三角关系正常,据此可鉴别。伤后或复位后应注意是否有肱动脉急性损伤和前臂掌侧骨筋膜室综合征,是否出现"5P"征,①疼痛(pain);②桡动脉搏动消失(pulselessness);③苍白(pallor);④麻痹(paralysis);⑤感觉异常(paresthesias)。

X 线所见取决于骨折移位程度,不论移位程度如何,正位片骨折线常呈横形,恰位于关节囊近端,中度移位者,远折端可位于肱骨干内侧或外侧;重度移位者,远折端在冠状面上可有轴向旋转或成角。侧位 X 线片上,骨折线自前下至后上呈斜形,若骨折无移位,仅可发现"脂肪垫征"阳性;轻度移位者,可见关节面与肱骨干纵轴的交角变小;明显移位者,可发现远折端向后、向近端明显移位。

3.治疗方法

(1)非手术治疗:无移位或轻度移位可用石膏后托制动 1～2 周,然后开始轻柔的功能活动。6 周后骨折基本愈合,再彻底去除石膏或夹板固定。

闭合复位:儿童患者大多采用此方法,一般应在臂丛麻醉或全麻后进行。助手经上臂及前臂保持伸肘位进行牵引,前臂旋后并稍外翻,术者拇指于远折端后侧将其向前推起,同时用其余手指将近折端向后压下,以矫正前后移位,而后再矫正侧方移位和旋转畸形,最后屈肘以使后侧的骨膜及三头肌紧张,使骨折复位得到维持。在 X 线透视下证实复位满意后,用石膏后托或小夹板固定。

骨折复位后将前臂制动于旋前还是旋后位,至今仍存争议。一般认为如远折端向内侧移位,则内侧骨膜保持完整,应将前臂固定在旋前位;若远折端向外侧移位,则外侧骨膜保持完整,应固定在旋后位。

复位后的处理:复位后应即刻拍摄 X 线片,并在第 2、7、14 天复查,以防再移

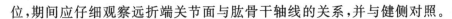

位,期间应仔细观察远折端关节面与肱骨干轴线的关系,并与健侧对照。

(2)手术治疗如下。

经皮穿针固定:手术关键是要掌握骨性标志。可分别通过内、外上髁进入克氏针直达骨折近端,但有可能造成尺神经损伤。为避免此并发症,可将2枚固定针都在肘外侧进入,1枚通过外上髁进入,另1枚在小头-滑车沟区域的鹰嘴外侧进入。

切开复位内固定手术指征:①骨折不稳定,闭合复位后不能维持满意的复位;②骨折合并血管损伤;③合并同侧肱骨干或前臂骨折。对成人患者应尽量选择ORIF。如合并血管损伤需进行修补,更应同时稳定骨折端,可通过前方的Henry入路完成。若不合并血管损伤,则可采取内、外侧联合切口或后正中切口。一般认为后正中切口较好。可用重建钢板或特制的Y形钢板固定,尽可能用拉力螺钉增加骨折端稳定。两块钢板呈90°角分别固定内、外侧柱,其抗疲劳性能优于后方单用1块Y形钢板或双髁螺丝钉固定。粉碎骨折应一期植骨。

开放骨折应及时行清创术,污染严重者可考虑延期闭合伤口,彻底清创后可用内固定或外固定架稳定骨折端。

4.并发症

(1)Volkmann缺血挛缩:保守治疗时,必须密切观察患肢末梢血运,是否出现"5P"征象等,高度重视早期手指过伸痛。若对指端外周血运有怀疑,则应立刻去除所有外固定物,并缩小屈肘角度,必要时行筋膜切开减张术。

(2)肘内翻畸形:畸形超过20°,观察至伤后1~2年畸形稳定,无持续进展,肘部功能也基本恢复,可考虑行髁上楔形截骨矫正术。

(3)肱动脉断裂:较少见。多因骨折端移位压迫肱动脉而造成肢体缺血性改变,应予积极处理,必要时行急诊手术治疗。

(4)神经损伤:主要因骨折局部压迫、牵拉或挫伤所致,神经断裂少见,大多于伤后数周内自行恢复。若伤后12周仍无恢复,结合肌电图检查结果,可行手术探查并进行适当处理。

(二)屈曲型

屈曲型较少见,占髁上骨折的2%~4%。损伤机制是跌倒时肘部处于屈曲位,肘后方受到直接应力所致。远折端相对于肘部向前移位,其后方骨膜破裂,前方骨膜则保持完整,仅与近折端前方骨面分离。

1.症状和体征

同伸展型髁上骨折。肘部处于被动屈曲位,肘后正常突起消失。

2.X 线检查

侧位 X 线片骨折线自前上至后下呈斜形，与伸展型相反。远折端位于肱骨前方，肘部屈曲；正位 X 线片骨折线呈横形。

3.治疗方法

(1)非手术治疗：常很难处理。屈肘位牵引前臂可能获得复位，若在伸肘位牵引前臂则会增加前臂肌肉对髁部的牵拉，使远折端更加屈曲，阻碍复位和损伤肘前结构。在维持牵引时，可用拇指向后推压远折端，并对抗牵引近折端。另一种复位方法是术者一手抓住肱骨髁，另一手维持前臂在屈肘旋后位，牵引肱骨髁以矫正骑跨和成角畸形，助手将石膏管形的衬垫铺好，术者再用手掌向后推压远折端使骨折复位，然后用长臂石膏管形将其固定 6 周。

(2)手术治疗：采取保守治疗时，大多在极度伸肘位才能维持复位，故对儿童患者可采取经皮穿针固定，对成人患者则采取切开复位内固定术(ORIF)。

二、肱骨髁间骨折

(一)概述

肱骨髁间骨折至今仍是比较常见的复杂骨折，其治疗具有很大的挑战性，是很难处理的少数几个骨折之一。

(二)损伤机制

尺骨滑车切迹撞击肱骨髁所致，屈肘和伸肘位都可发生，分为屈曲型和伸直型 2 种损伤。

(三)骨折分型

Muller 等人的分类(AO 分类)主要是根据骨折是否累及髁上部位及骨折的粉碎程度，将肱骨远端骨折分为 A、B、C3 型，其中 C 型为髁间骨折，C_1 型为 T 形骨折伴移位；C_2 型为干骺端粉碎，髁间为简单骨折；C_3 型为干骺端与髁间均为粉碎。

(四)症状和体征

局部肿胀、疼痛。因髁间移位、分离致肱骨髁变宽，尺骨向近端移位使前臂变短。可出现骨擦音，肘后三角关系改变。

放射学检查：正、侧位 X 线片可评估骨折移位和粉碎程度，骨折真实情况常比 X 线表现还要严重和粉碎，可行多方向拍片或 CT 检查，进一步判断骨折情况。

(五)治疗方法

年轻患者应尽可能获得关节面的解剖复位;老年骨质疏松者,若骨折粉碎,内固定效果差,或不可能获得满意的固定,可行一期或二期全肘关节置换术。

1.非手术治疗

(1)石膏固定:主要适用于Ⅰ型无移位骨折,屈肘90°以石膏前后托或管形固定,直至肿胀消退。2～3周开始主动活动。有可能发生再移位,需密切随诊观察。

(2)牵引:闭合复位后,用牵引来维持或进一步改善复位,目前已很少使用。

2.手术治疗

肱骨髁间骨折为关节内骨折,多需手术切开复位内固定治疗。手术内固定时,2个部位需要固定,一是髁间,二是髁上。重点放在髁间,但也应重视髁上。术中将髁间复位后,应根据骨块大小及对应关系选择适宜的内固定物。内固定物应位于滑车的中心,不能穿出关节面或进入鹰嘴窝。髁间有缺损或属严重粉碎骨折,应用拉力螺钉固定时,应防止由于加压操作引起滑车关节面变窄。X线片显示的Ⅲ型骨折在术中有可能转化为Ⅳ型粉碎骨折,需要进行植骨,故应常规将髂骨部位消毒备用。

完成髁间固定后,再用钢板将其与骨干进行固定。特制的后方"Y"形钢板的缺点是单平面固定,双钢板固定能够提供更为牢固的稳定。若髁间与髁上骨折连接处有较大间隙或有骨缺损,应予松质骨植骨,否则可发生钢板断裂失效,骨折不愈合;骨折较靠远端时,可将内侧钢板围绕内上髁进行塑形固定。注意恢复肱骨远端的正常前倾。

全肘关节置换:对年龄＞65岁、原有严重骨性关节炎,又发生髁间严重粉碎骨折的患者,可一期或二期行全肘关节置换。

三、肱骨髁骨折

(一)解剖和分类

肱骨远端分为内、外髁,其分界线是小头-滑车间沟。每一髁都包括关节和非关节部位,上髁属非关节部位,外髁的关节面是肱骨小头,内髁的关节面是滑车。

(二)损伤机制

侧副韧带的紧张可产生撕脱应力,伸肘位,由于前臂的杠杆作用,可使作用于侧副韧带的张力增加,前臂的内收或外展可使这些应力集中于肱骨远端的一侧。压应力亦可作用于关节面,也可因直接暴力所致,常直接作用于屈肘位时的肘后方。若外力在中心部位平均施加,可使肱骨髁楔形劈开,造成髁间骨折;若外力偏心施加,可导致单独一个髁的骨折。在临床上,应力很少以一种单纯的形式出现,常常是混合性的,造成各种类型的骨折。注意区分单纯髁骨折与髁骨折合并肘脱位,单纯髁骨折后,滑车侧方能够维持肘部稳定。

(三)肱骨外髁骨折

1.临床表现

症状和体征:局部可出现相对于肱骨干和内髁的异常活动。上肢悬垂在肢体一侧时,携带角消失。常出现骨擦音,前臂被动旋转可使骨擦音增强。

放射学表现:骨折线常呈斜形,由小头-滑车间沟或滑车外侧缘斜向髁上嵴。根据骨折类型不同,可出现尺骨相对于肱骨干的外侧移位。伸肌附着点的牵拉可使骨块发生移位。应与小头骨折相鉴别,外髁骨折包括关节面和非关节面2个部位,并常带有滑车的桡侧部分,而小头骨折只累及关节面及其支撑骨。

2.治疗方法

(1)保守治疗:无移位或轻微(不超过 1 mm)移位者可保守治疗,简单制动2~4周至骨折愈合。也可采取经皮穿针固定。

(2)手术治疗:治疗目的有二,一是必须恢复肱骨髁的对位,以防发生旋转;二是在Ⅱ型骨折中,滑车外侧壁不完整,应予重建。采取后侧或外侧入路均可,常用螺钉或克氏针固定。术中尽可能保持折块的软组织附着。若合并膝关节内侧副韧带断裂,可通过内侧切口对其进行修补。一般认为对年轻体力劳动者和竞技运动员应修补膝关节内侧副韧带。

3.并发症和预后

临床疗效取决于骨折粉碎程度及是否获得了准确复位和稳定固定。解剖复位和稳定内固定有助于防止出现创伤性关节炎和活动受限。不正确的复位或固定失效在Ⅰ型骨折可造成肘外翻,在Ⅱ型骨折还可导致尺骨向外侧半脱位,如将合并的小头骨折切除,更可能增加发生上述并发症的危险。外翻可使内髁更加突出和出现尺神经症状,常需在晚期行松解前移术。

(四)肱骨内髁骨折

1.概述

单纯内髁骨折少见,主要原因是对肘内侧的直接打击常可导致突出的内上髁骨折,很少造成深部的内髁骨折。损伤机制是伸肘位摔伤并受到肘内翻的应力,或屈肘位摔伤,鹰嘴直接受力后撞击肱骨髁所致。前臂屈肌可使骨块向远端移位。骨折线一般由深部呈斜形攀升至髁上嵴的末端,若桡骨头边缘像楔子样对关节面施加应力,就可发生骨折线在小头-滑车间沟、呈斜形斜向内上的Ⅱ型损伤。

2.症状和体征

局部异常活动,如桡骨头与尺骨及内髁折块一起向内侧移位,则外髁和肱骨小头明显突出。伸肘使前臂屈肌张力增加,可造成骨块移位。有时可出现尺神经损伤症状。合并外侧副韧带损伤者可出现外侧触痛和肿胀。

3.治疗

(1)非手术治疗:无移位者可用石膏后托制动2～4周。屈肘、前臂旋前、腕关节掌屈可放松起自内上髁的肌肉张力。移位骨折闭合复位很难获得成功且不易维持。

(2)手术治疗:尽管对某些移位骨折可采取闭合复位,但很难保证关节面不出现"台阶"。一般应采取ORIF。暴露折块时,应首先显露尺神经并予保护,一旦骨折累及尺神经沟或尺神经受到损害,应将尺神经前移。

4.并发症和预后

因骨折涉及滑车沟,很可能造成关节面残留"台阶",导致活动受限及发生创伤性关节炎。向近端移位的髁部骨折畸形愈合可导致肘内翻畸形,骨折畸形愈合或骨痂过度生长可造成迟发尺神经症状。

四、肱骨远端的关节面骨折

包括肱骨小头骨折、滑车骨折,或两者共存。骨折线位于冠状面,平行于肱骨前侧,骨折块没有或几乎没有软组织附着。压缩、劈裂或剪切应力均可造成关节面骨折。因缺少软组织附着,撕脱应力并不能造成这些骨折。骨折原始移位与造成骨折的外力有关。

关节面骨折往往包含有不同程度的软骨下骨骨折。尽管将其分为小头骨折和滑车骨折,并分开来讨论,但实际上两者常常合并在一起发生。

(一)肱骨小头骨折

1.概述

占全部肘部损伤的0.5%～1%。好发于青少年(12～17岁),极易漏诊。

肱骨小头骨折与外髁骨折的区别:外髁的一部分即关节内部分是小头骨折,

不包括外上髁和干骺端,而外髁骨折除包括小头外,还包括非关节面部位,常累及外上髁。小头的前方和下方有关节软骨,后方无关节软骨。屈肘时桡骨头与小头前方关节面相接触;伸肘时桡骨头与小头下方关节面相接触。

2.损伤机制

常由桡骨头传导的应力所致,桡骨头就像内燃机上的"活塞"一样向上运动对小头进行剪切,也可以解释为什么有时合并桡骨头骨折。最为常见的致伤方式是跌倒后手掌撑地,外力沿桡骨传导至肘部,撞击小头所致。

3.临床表现

常有肘部活动受限。Ⅰ型骨折影响屈肘,Ⅱ型骨折则阻挡伸肘。前臂旋转不受限制是其特点。可有骨擦音。

X线表现:因骨折块包含有较大的关节软骨,故X线片不能准确反映其真正大小。正位X线片有助于判断合并的滑车骨折块大小,侧位则表现为"双弧征"。

普通平片上对骨折块大小、来源及移位程度进行准确判断比较困难时可行CT检查。

4.治疗方法

(1)非手术方法:对无移位骨折可行石膏托固定3周。

(2)手术治疗:可取外侧入路,在肘肌前方进入。此切口稍偏前,可避开后方的外侧尺骨副韧带,且不易损伤桡神经深支。可用微型螺丝钉自后向前旋入固定骨折端,亦可用Herbert螺丝钉治疗,自前方向后方旋入固定,钉尾埋入关节面下。

若骨折块严重粉碎,几乎不含有软骨下骨,可考虑行切除术。合并肘部其他部位的骨折或肘脱位时,应避免行切除术。

与股骨头不同,肱骨小头即使与它的血供完全分离,也很少发生塌陷和骨关节病。推测骨折块可从软骨下骨的爬行替代获得再血管化,而上肢的关节又不像下肢的完全负重关节一样,在恢复期间,通过肱桡关节的应力并不足以引起塌陷和关节畸形,故即使出现与软组织完全剥离的小头骨折块,也可进行ORIF。

(二)肱骨滑车骨折

少见,大多认为它不是一种单独损伤。滑车的结构特点决定了它不易成为一个单独的骨折。肱骨小头易遭受来自桡骨头的剪切或压缩应力,直接撞击也可导致小头骨折,而滑车位于肘关节深部,使它可免遭直接撞击。

伤后关节内渗出、肿胀、活动受限及出现骨擦音。X线可显示骨折块位于关节内侧并恰在内上髁远端时,应高度怀疑滑车骨折,骨折线可自滑车向内上髁延伸。

无移位骨折,可用石膏托固定 2~3 周;如骨折移位,则应手术治疗,复位后用螺钉或克氏针固定。

五、肱骨上髁骨折

每一个上髁都有自己的骨化中心,这在儿童肘部损伤中有其特殊的意义,因为相对于富有张力的侧副韧带,骨骺生长板本身是一个薄弱点。由于撕脱应力的作用,儿童内上髁骨折常是骨骺分离。在成人原发的、单纯的上髁骨折少见,大多与其他损伤一起发生。

(一)肱骨外上髁骨折

肱骨外上髁骨折少见。实际上,有很多学者怀疑它在成人是否是一个单独存在的骨折。外髁的骨化中心较小,在 12 岁左右出现。一旦骨化中心与主要部分的骨骺融合,撕脱骨折更为少见。外上髁与肱骨外髁平坦的外侧缘几乎在一水平,遭受直接暴力的机会很少。治疗原则类似于无移位的肱骨外髁的治疗,包括对肘部进行制动,直至疼痛消失,然后开始功能活动。

(二)肱骨内上髁骨折

1.概述

肱骨内上髁骨折比外上髁骨折多见。内上髁的骨化中心直到 20 岁才发生融合,是一个闭合比较晚的骨骺,也有人终生不发生融合,应与内上髁骨折相鉴别。

2.损伤机制

儿童或青少年发生肘脱位时,可合并内上髁撕脱骨折,骨折块可向关节内移位,并停留在关节内,影响肘脱位的复位。20 岁后再作为一个单独的骨折出现或合并肘脱位则比较少见。

3.骨折分类

Ⅰ型:内上髁骨折,轻度移位。

Ⅱ型:内上髁骨折块向下、向前旋转移位,可达肘关节间隙水平。

Ⅲ型:内上髁骨折块嵌夹在肘内侧关节间隙,肘关节实际上处于半脱位状态。

Ⅳ型:肘向后或后外侧脱位,撕脱的内上髁骨块嵌夹在关节间隙内。

4.临床表现

前臂屈肌的牵拉可使骨折块向前、向远端移位。内上髁区域肿胀,甚至皮下淤血,并有触痛和骨擦音。

对青少年患者,应将正常的骨化中心与内上髁骨折进行鉴别,拍摄健侧肘部X线片有助于诊断。骨折合并肘后脱位时,一定要除外关节内是否嵌夹有骨折块。在简单的撕脱骨折中,骨折块向远端移位,可达关节间隙水平;如果在关节间隙水平发现骨折块,则必须排除是否有关节内嵌顿的可能。

5.治疗方法

对轻度移位骨折或骨折块嵌顿于关节间隙内的治疗已达成共识。若骨折无移位或轻度移位,可将患肢制动于屈肘、屈腕、前臂旋前位 7~10 天即可。如果骨折块嵌顿于关节内,则应尽早争取手法复位,可在伸肘、伸腕、伸指、前臂旋后位,使肘关节强力外翻,重复创伤机制,利用屈肌群的紧张将骨折块从关节间隙拉出,变为 Ⅱ 型损伤,然后用手指向后上方推挤内上髁完成复位,以 X 线证实骨折复位满意后,用石膏制动 2~3 周。

中度或重度移位骨折的治疗至今仍存争议,有 3 种方法可供选择:①手法复位,短期石膏制动;②ORIF;③骨折块切除。支持非手术治疗者认为,所遗留的任何残疾与持续存在的移位骨折块之间没有明确关系;获得纤维愈合者没有出现肘部疼痛和残疾;内上髁骨块向远端移位并未导致肘部功能下降或前臂屈肌和旋前肌力弱;对患者来说获得纤维愈合与获得骨性愈合的最终结果是一样的。支持手术治疗者认为,移位的内上髁骨块可导致出现晚期尺神经症状及屈腕肌力弱和骨折不愈合,行外翻应力试验检查时会产生肘关节不稳定,并把上述并发症作为手术治疗的理由。一般认为采取保守治疗时,肘部不稳定并不是严重问题,应尽可能进行早期功能锻炼,否则将导致关节僵硬,而不是关节不稳定。功能恢复可能需要长达一年时间,无须过分注意骨折块移位或局部疼痛,即使出现尺神经症状,也可通过在后期进行骨折块切除或神经松解、前移来解决之。

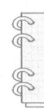

第七章 下肢创伤

第一节 股骨颈骨折

一、概论

股骨颈骨折多发生于老年人,随着社会人口年龄的增长,股骨颈骨折的发生率不断上升。年轻人中股骨颈骨折的发生主要由于高能量创伤所致,常合并有其他骨折。股骨颈骨折存在 2 个主要问题:①骨折不愈合;②晚期股骨头缺血坏死。因此一直是创伤骨科领域中重点研究的对象之一。

二、股骨颈骨折的病因学因素

(一)骨骼质量

股骨颈骨折多发生于老年人,女性发生率高于男性。由于老年人多有不同程度的骨质疏松,而女性的体力活动相对较男性少,再加上由于生理代谢的原因,其骨质疏松发生较早,故即便受伤暴力很小,也会发生骨折。目前普遍认为,尽管骨质疏松不是唯一的因素,但仍是引起股骨颈骨折的重要因素,甚至有些学者认为可以将老年人股骨颈骨折看作是病理性骨折。骨质疏松的程度对于骨折的粉碎情况(特别是股骨颈后外侧粉碎)以及内固定后的牢固与否有直接影响。

(二)损伤机制

大多数股骨颈骨折创伤较轻微,年轻人股骨颈骨折则多为严重创伤所致。Kocher 认为创伤机制可分为 2 种:①跌倒时大转子受到直接撞击;②肢体外旋。在第 2 种机制中,股骨头由于前关节囊及髂股韧带牵拉而相对固定,股骨头向后旋转,后侧皮质撞击髋臼而造成颈部骨折。此种情况下,常发生后外侧骨皮质粉碎。年轻人中造成股骨颈的暴力较大,暴力沿股骨干直接向上传导,常伴有软组织损伤,骨折也常发生粉碎。

三、股骨颈骨折的分型

股骨颈骨折的分型有很多种,概括起来可分为 3 类:①根据骨折的解剖部位进行分类;②根据骨折线的方向进行分类;③根据骨折的移位程度进行分类。

Garden 根据骨折移位程度将股骨颈骨折分为 4 型。Ⅰ型:不全骨折,股骨颈下方骨小梁部分完整,该型包括所谓"外展嵌插型"骨折。Ⅱ型:完全骨折,但无移位。Ⅲ型:完全骨折,部分移位,该型骨折 X 线片上可以发现骨折远端上移、外旋,股骨头常表现为后倾,骨折端尚有部分接触。Ⅳ型:完全骨折,完全移位,该型骨折 X 线片上表现为骨折端完全失去接触,而股骨头与髋臼相对关系正常。

四、治疗方法

大多数股骨颈骨折需要手术治疗。只有少数无移位骨折和外展嵌插的稳定型骨折可进行卧床 8~12 周的保守治疗

(一)股骨颈骨折的内固定治疗

无移位及嵌插型股骨颈骨折(Garden Ⅰ、Ⅱ型)占所有股骨颈骨折的 15%~20%。无移位的股骨颈骨折虽然对位关系正常,但稳定性较差。嵌插型股骨颈骨折骨折端相互嵌插,常有轻度内翻。由于骨折端嵌入松质骨中,其内在的稳定性也不可靠。Lowell 认为嵌插型股骨颈骨折只要存在内翻畸形或股骨头后倾超过 30°便失去了稳定性。由于嵌插型股骨颈骨折的患者症状轻微,肢体外旋、内收、短缩等畸形不明显,骨折端具有一定的稳定性,因此,对此是采取保守治疗还是采取手术治疗仍存在争议。目前认为,对于无移位或嵌插型股骨颈骨折,除非患者有明显的手术禁忌证,均应考虑手术治疗,以防止骨折发生再移位,并减少患者的卧床时间,减少发生骨折并发症。

移位型股骨颈骨折(Garde Ⅲ、Ⅳ型)的治疗原则是:①解剖复位;②骨折端获得加压;③坚强内固定。

移位型股骨颈骨折如患者无手术禁忌证均应采取手术治疗。由于股骨颈骨折的患者多为老年人,尽快手术可以大大减少骨折并发症发生及原有心肺疾病的恶化。Bredhal 发现 12 小时之内进行手术治疗的患者死亡率明显低于迟延手术对照组。另外,急诊手术尽快恢复骨折端的正常关系,对于缓解对股骨头颈血供的进一步损害有一定的益处。Marsie 统计的一组患者中,12 小时之内手术者,股骨头缺血坏死率 25%,13~24 小时手术者,股骨头缺血坏死率 30%,24~48 小时手术者,股骨头缺血坏死率 40%。目前多数作者主张应在 6 小时之内急

诊手术。

1.骨折复位

骨折的解剖复位是股骨颈骨折治疗的关键因素。直接影响骨折愈合及股骨头缺血坏死的发生。Moore指出,X线显示复位不满意者,实际上股骨颈骨折端接触面积只有1/2。由于骨折端接触面积减少,自股骨颈基底向近端生升的骨内血管减少或生长受阻,从而降低了股骨头颈血液灌注量。

复位的方法有2种,即闭合复位和切开复位。应尽可能采取闭合复位,只有在闭合复位失败,无法达到解剖复位时才考虑切开复位。

(1)闭合复位:临床上常用的股骨颈骨折闭合复位方法有2种。McElvenny法,将患者置于牵引床上,对双下肢一同施行牵引;患肢外旋并加大牵引;助手将足把持住后与术者把持住膝部一同内旋;肢体内旋后将髋关节内收。Leadbetter法,采用髋关节屈曲位复位方法。首先,屈髋90°后行轴向牵引,髋关节内旋并内收。然后轻轻将肢体置于床上,髋关节逐渐伸直。放松牵引,如肢体无外旋畸形即达到复位。

股骨颈骨折复位后通常应用X线片来评价复位的结果。闭合复位后,应用高质量的X线影像对复位的满意程度进行认定。Simon和Wyman曾在股骨颈骨折闭合复位之后进行不同角度X线拍片,发现仅正、侧位X线片显示解剖复位并未真正达到解剖复位。Lowell提出,股骨头的凸面与股骨颈的凹面在正常解剖情况下可以连成一条"S"形曲线,一旦在X线正、侧位任何位置上"S"形曲线不平滑甚至相切,都提示未达到解剖复位。

Garden提出利用"对位指数"(后被称为Garden指数)对股骨颈骨折复位进行评价。Garden指数有2个角度数值:在正位X线片上,股骨颈内侧骨小梁束与股骨干内侧骨皮质延长线的夹角正常为160°,在侧位X线片上股骨头中心线与股骨颈中心为一条直线,其夹角为180°。Garden认为,如果复位后Garden指数在155°~180°之内即可认为复位满意。

(2)切开复位:一旦闭合复位失败,应该考虑切开复位,即直视下解剖复位。以往认为切开复位会进一步损害股骨头颈血供。近年来,许多作者都证实切开复位对血供影响不大。Banks的结论甚至认为切开复位后不愈合率及股骨头缺血坏死率均有下降,其理由是,首先切开复位时关节囊切口很小,而解剖复位对血供恢复起到了良好的作用。切开复位可采用前侧切口或前外侧切口(Watson-Jones切口)。有人提出,如存在骨颈后外侧粉碎,则应选择后方切口以便同时植骨。但大多数作者认为后方切口有可能损害股骨颈后外侧残留的血供,故应尽量避免。

(3)复位后的稳定性:股骨颈骨折复位后稳定与否很大程度上取决于股骨颈后外侧是否存在粉碎。如果出现后外侧粉碎,则丧失了后外侧的有效骨性支撑,随后常发生复位失败以至骨折不愈合。Banks发现在股骨颈骨折术后骨折不愈合的患者中,有60%原始骨折有后外侧粉碎。Scheck等人认为,即使内固定物置放位置正确,也无法抵消股骨颈后外侧骨缺损所造成的不稳定。因此,有人主张,对于伴有后外侧粉碎的股骨颈骨折,可考虑一期进行植骨。

2.内固定方式

应用于股骨颈骨折治疗的内固定物种类很多。合格的内固定原则是坚强固定和骨折端获得加压。应再次强调,解剖复位在治疗中至关重要,因为不论何种内固定材料都无法补偿不良复位所产生的问题。各种内固定材料均有自身的特点和不足。医师应该对其技术问题及适应证非常熟悉以便选择应用。

三翼钉作为治疗股骨颈骨折的代表性内固定物曾被应用多年,由于其本身存在许多问题而无法满足内固定原则的要求,在国际上早已失用。目前经常应用的内固定材料可分为多针、螺钉、钩钉、滑动螺钉加侧方接骨板等。

(1)多针:多针固定股骨颈骨折为许多作者所提倡。多针的种类很多,主要有Knowles、Moore和Neufeld等。多针固定的优点主要是可在局麻下经皮操作,从而减少出血、手术死亡及感染的危险。其缺点①固定强度不足;②在老年骨质疏松的患者中,有在股骨转子下进针入点处造成骨折的报道;③存在固定针穿出股骨头的可能。多针固定时如进针过深,此针道应该废弃,否则如再次经此针道穿针,容易穿出股骨头。

多针固定时,每根针应相互平行,许多作者的试验结果证明,多针平行打入股骨颈(不论何种形式排布,如三角形、四边形等)可有效地防止骨折端旋转,并且增加骨折端的稳定性。Moore发现多针固定采取集中排布方式,则股骨颈骨折的不愈合率增加。

多针固定总的牢固强度较弱,因此主要适用于年轻患者中无移位的股骨颈骨折(GardenⅠ、Ⅱ型)。

(2)钩钉:Stromgqvist及Hansen等人设计了一种钩钉治疗股骨颈骨折,该钉插入预先钻孔的孔道后在其顶端伸出一个小钩,可以有效地防止钉杆穿出股骨头及向外退出,手术操作简便,损伤小,Stromqvist认为可降低股骨头缺血坏死率。

(3)加压螺钉:多根加压螺钉固定股骨颈骨折是目前主要提倡的方法,其中常用的有 AO 中空加压螺钉、Asnis 钉等。中空加压螺钉的优点有骨折端可获得良好的加压力;3 枚螺钉固定具有很高的强度及抗扭转能力;手术操作简便,手术创伤小等。由于骨折端获得加压及坚强固定,提高了骨折愈合率。Rehnberg、Asnis 报道中空加压螺钉治疗股骨颈骨折愈合率分别为 100% 和 96%。北京积水潭医院危杰、毛玉江等对于 212 例应用 AO 中空加压螺钉治疗股骨颈骨折患者进行了回顾性研究,发现骨折愈合率为 95.8%。术后患者可以早期活动肢体,有效地防止骨折并发症发生。但对于严重粉碎骨折,单纯螺钉固定的支持作用较差,有继发骨折移位及髋内翻的可能。

(4)滑动螺钉加侧方接骨板:滑动螺钉加侧方接骨板主要有 AO 的 DHS 及 Richards 钉,其特点是对于股骨颈后外侧粉碎、骨折端缺乏复位后骨性支撑者提供可靠的支持。其头钉可沿套管滑动,对于骨折端产生加压作用,许多作者指出,单独应用时抗扭转能力较差,因此建议在头钉的上方再拧入 1 颗加压螺钉以防止旋转。

(5)内固定物在股骨头中的位置:对于内固定物在股骨头中的合理位置存在较大的争议。有人主张在正、侧位 X 线片上,内固定物都应位于股骨头中心。任何偏离中心位置的固定在打入时均有可能造成股骨头旋转。另外股骨头中心的关节下致密的骨质较多,有利于稳定固定。Fielding、Pugh 和 Hunfer 等人则主张内固定物在正位 X 线片上偏下、侧位上略偏后置放,主要是为了避免髋关节内收、外旋时内固定物切割出股骨头。有人则认为远端内固定物应尽量靠近股骨颈内侧,以利用致密的股骨距来增加其稳定性。尽管存在争议,目前一致的看法是由于血供的原因,内固定物不应置于股骨头上方。关于内固定物进入股骨头的深度,目前一致认为应距离股骨头关节面至少 5 mm 为宜。

(二)人工关节置换术在股骨颈骨折中的应用

1940 年,Moore 与 Bohlman 首先应用金属人工假体置换治疗股骨近端骨肿瘤。随后人工关节技术不断发展,在对于新鲜股骨颈骨折治疗方面,人工关节置换术曾被广泛应用于老年人移位型骨折。应用人工关节置换术治疗老年人股骨颈骨折主要基于 2 点考虑:①术后患者可以尽快肢体活动及部分负重,以利于迅速恢复功能,防止骨折并发症,特别是全身并发症的发生,使老年人股骨颈骨折的病死率降低。这一点曾被认为是应用人工关节置换术的主要理由。近年来,内固定材料及技术不断发展提高。当代的内固定材料完全可以满足上述要求。因此,人工关节置换术的这一优点便不再突出。②人工关节置换术对于股骨颈骨折后骨折不愈合及晚期股骨头缺血坏死是一次性治疗。关于这一点有许多不同意见。首先,目前无论采用何种技术方法,对于新鲜骨折不愈合及晚期股骨头缺血坏死都无法预测。其次应用当代内固定材料后,多数作者报道股骨颈骨折不愈合率低于5%。

另外晚期股骨头缺血坏死的患者中只有不到50%因症状而需进一步治疗。总体而论,股骨颈骨折的患者内固定治疗之后,如骨折愈合而未发生股骨头缺血坏死者,其关节功能评分大大高于人工关节置换者。同时,人工关节置换有其本身的缺点:①手术创伤大,出血量大,软组织破坏广泛;②存在假体松动等危险而补救措施十分复杂。因此,目前的趋势是对于新鲜股骨颈骨折,首先应争取内固定。对于人工关节置换术的应用,不是简单根据年龄及移位程度来决定,而是制定了明确的适应证标准。Thomas A.Russell对于人工关节置换应用于新鲜股骨颈骨折的治疗提出了相对适应证和绝对适应证,国际上对此也予以承认,简介如下。

1.相对适应证

(1)患者生理年龄在65岁以上,由于其他病患,预期寿命不超过10~15年。

(2)髋关节骨折脱位,主要是指髋关节脱位合并股骨头骨折。特别是股骨头严重粉碎骨折者。

(3)股骨近端严重骨质疏松,难以对骨折端进行牢固固定。因为严重疏松的骨质不但难以支撑内固定物,同样也难以支撑人工假体。如应用人工假体,常需同时应用骨水泥。

(4)预期无法离床行走的患者,其目的主要是缓解疼痛并有助于护理。

2.绝对适应证

(1)无法满意复位及牢固固定的骨折。

(2)股骨颈骨折内固定术后数周内固定物失用。

(3)髋关节原有疾患已适应人工关节置换。如原来已有股骨头无菌坏死、类风湿关节炎、先天性髋脱位、髋关节骨性关节炎等,并曾被建议行人工关节置换。

(4)恶性肿瘤。

(5)陈旧性股骨颈骨折,特别是已明确发生股骨头坏死塌陷者。

(6)失控性发作的疾病患者。如癫痫、帕金森病等。

(7)股骨颈骨折合并髋关节完全脱位。

(8)估计无法耐受再次手术的患者。

(9)患有精神疾患无法配合的患者。

总之,对于绝大多数新鲜股骨颈骨折,首先考虑解剖复位,坚强内固定。人工关节置换术则应根据患者的具体情况,按照其适应证慎重选用。

第二节　股骨干骨折

股骨干骨折是下肢常见的骨折,近 20 多年由于治疗方法的进步,并发症明显减少,但股骨干骨折仍是下肢损伤患者致残和致死的重要原因之一。

一、功能解剖

股骨是一个长管状结构,近端起于髋关节,远端止于膝关节,它是人体最长和最坚硬的骨。股骨干骨折后受到多个肌肉力量的作用而使大腿产生畸形,在转子下和高位股骨干骨折后,臀中肌的作用使股骨近端外展,髂腰肌牵拉小转子而使近骨折端屈曲和外旋。内收肌则使多数股骨干骨折产生短缩和内收。股骨远端特别是到达股骨髁上部位的骨折,由于腓肠肌的牵拉作用则使骨折端趋向于屈曲成角(图 7-1)。

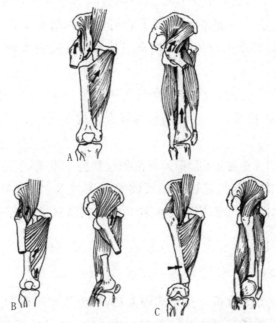

图 7-1　股骨干不同部位骨折形成不同的移位方式

二、损伤机制

正常股骨干在遭受强大外力时才发生骨折。多数原因是车祸、行人被撞、摩托车车祸、坠落伤和枪弹伤等高能量损伤。行人被撞多数合并头部、胸部、骨盆和四肢损伤;摩托车车祸主要合并骨盆和同侧小腿损伤;摔伤很少合并主要器官的损伤;很小的力量即引起股骨干骨折通常是病理性骨折。

三、分类

股骨干骨折现在还没有一个统一的分类,常用的分类是 AO 分类,分为简单(A)、楔形(B)和复杂骨折(C)。简单骨折按照骨折线的倾斜程度又分为几个亚型。楔形骨折包括螺旋、弯曲和粉碎性楔形;复杂骨折则包括节段性骨折和骨干广泛粉碎骨折。AO 分类对选择合适的治疗方法或预测预后的作用还未明确。

四、临床表现

股骨干骨折临床容易诊断,可表现为大腿疼痛、畸形、肿胀和短缩。多数骨折由于高能量损伤所致而常合并其他损伤,所以进行包括血流动力学的全面体检非常重要。骨科诊断包括全面检查整个肢体、观察骨盆和髋部是否有压痛,同时合并骨盆或髋部骨折可以出现局部淤血和肿胀。骨折后由于患者不能移动髋部,故触摸大腿近端和臀部十分重要。臀部饱满和股骨近端呈屈曲内收畸形则表明合并发生了髋关节后脱位。股骨干骨折常合并膝关节韧带损伤,可在骨折内固定后再进行临床和 X 线的应力检查。神经血管损伤虽然少见,但必须在术前进行详细检查。

脂肪栓塞综合征是股骨干骨折的严重并发症,若检查发现有不明原因的呼吸困难和神志不清,需考虑发生脂肪栓塞综合征的可能,应进行血气分析等进一步的检查。

X 线投照应包括骨盆正位、膝关节正侧位和整个股骨的正侧位,如果术前髋关节处于外旋位,应内旋股骨近端拍摄髋关节正位 X 线片,以免漏诊股骨颈骨折。胸部 X 线片有助于诊断脂肪栓塞综合征和判断其进展情况。

五、治疗方法

(一)非手术治疗

牵引是治疗股骨干骨折历史悠久的方法,可分为皮牵引和骨牵引,皮牵引只在下肢损伤的急救和转运时应用。骨牵引在 1970 年以前是股骨干骨折最常用的治疗方法,现在则只作为骨折早期固定的临时方法。骨牵引有足够的力量作用于肢体使骨折获得复位,通常使用胫骨结节骨牵引或股骨髁上骨牵引,股骨髁上骨牵引比胫骨结节骨牵引能够对骨折端提供更为直接的纵向牵拉,但在骨折愈合后膝关节僵直的发生率较高。

虽然股骨干骨折的治疗已转移到手术治疗,但患者偶尔也必须采取牵引治疗,过去几十年在治疗开放和闭合损伤方面取得了成功,仍需要掌握这方面的知识。

(二)手术治疗

1.外固定架

由于外固定架的固定针经常把股四头肌与股骨干固定在一起,所形成的瘢痕能导致永久性的膝关节活动丧失,另外股骨干骨折外固定架固定固定针横穿髂胫束和股外侧肌的肌腹后针道感染率高达 50%,所以现在外固定架不能作为闭合股骨干骨折的常规治疗方法。外固定架可作为一种股骨干骨折临时固定。外固定架固定股骨干骨折最主要适应证常用于多发创伤,这种损伤由于合并其他损伤需要进行快速、稳定的固定;外固定架固定股骨干骨折还用于Ⅲ型开放性骨折。这些患者一旦情况改善,可将其更换为内固定(接骨板或髓内针),多数作者认为 2 周内更换为内固定是安全的。超过 2 周应在取出外固定架后全身应用抗生素和局部换药,2 周后再更换为内固定。

2.接骨板

切开复位接骨板内固定现在不再是治疗股骨干骨折的首选方法。其手术适应证包括髓腔极度狭窄的骨折;邻近骨折的骨干有畸形;股骨干骨折合并同侧股骨颈骨折;合并血管损伤需广泛暴露以修补血管的严重骨折;多发创伤不能搬动的患者等。

接骨板内固定的优点主要有直视下骨折切开复位可以获得解剖或近解剖复位;不会增加骨折远部位损伤,如股骨颈骨折和髋臼骨折等;不需要特殊的设备和放射科人员。缺点一是固定所需要广泛剥离软组织、形成股四头肌瘢痕、大量失血。二是接骨板固定属偏心固定,力臂比髓内针长 1~2 cm,增加了内固定失效的危险。文献所报告的内固定的失效率是 5%~10%,股骨干骨折接骨板内固定的感染率高于保守治疗和闭合复位髓内针内固定,感染率是 0%~11%。三是由于接骨板下骨皮质的血供受到损害或产生的应力遮挡效应,可造成接骨板取出后发生再骨折。

简单的骨折,最少也应该应用 10 孔宽 4.5 的接骨版。对于粉碎骨折,骨折端两侧至少有 5 枚螺丝钉的距离。过去推荐每侧至少 8 层皮质固定,现在接骨板的长度比螺丝钉的数目更重要。应用长接骨板和少的螺丝钉固定并没有增加手术的创伤,螺丝钉经皮固定接骨板。每侧 3 枚螺丝钉固定,生物力学最大化,

1枚在接骨板的末端,1枚尽可能接近骨折端,1枚在中间增加接骨板和骨的旋转稳定性。横断骨折可以预弯接骨板,通过加压孔加压骨折端。斜型骨折应用通过接骨板的拉力螺丝钉加压骨折端。对于粉碎骨折采用接骨板固定时应用牵开器复位股骨干骨折以获得正常的力线和长度,不追求绝对的解剖复位,避免了一定要获得解剖复位而对骨折端软组织进行的广泛剥离,也不剥离骨折端,并使用桥接接骨板代替加压接骨板,骨痂由骨膜形成而不是一期愈合,缩短了愈合时间,明显改善了接骨板固定的临床疗效。

尽管接骨板有许多缺点,但只要正确选择其适应证,正确掌握放置接骨板的手术技术,也可取得优良的结果。

3.带锁髓内针

股骨干大致呈直管状结构,是进行髓内针固定的理想部位。髓内针有多个优点:第一,髓内针所受到的负荷小于接骨板,使得它不易发生疲劳折断;第二,骨痂受到的负荷是逐渐增加的,刺激了骨愈合和骨塑形;第三,通过髓内针固定可以避免由于接骨板固定所产生的应力遮挡效应而导致的骨皮质坏死。在理论和实践中,髓内针固定比其他形式的内固定和外固定还有许多优点。虽然进行闭合髓内针固定需要特殊的设备和放射技术人员,但是它容易插入,而且不需要接骨板固定时的所进行的广泛暴露和剥离。因为闭合髓内针技术没有破坏骨折端的血肿,也没有干扰对骨折愈合早期起关键作用的细胞和体液因子,所以闭合髓内针技术是股骨骨折的一种生物固定,较小的手术剥离和减少感染率。

(1)顺行带锁髓内针(髓内针从近端向远端插入):闭合复位顺行带锁髓内针固定是治疗股骨干骨折的金标准。愈合率可高达99%,而感染率和不愈合率很低(<1%)。顺行带锁髓内针几乎适合于所有股骨干骨折。闭合带锁髓内针的临床结果大部分取决于术前、术中仔细计划。包括髓内针的长度和直径。长度应在股骨残留骺线和髌骨上缘之间,直径不<10 mm;体位、复位方法和是否扩髓和锁钉的数目有关。精确的髓内针入点是非常关键的,开孔应在转子中线的后侧和大转子窝的转子突出的内侧。这样保证开孔将位于冠状面和矢状面股骨干髓腔轴线上。对于所有骨折进行常规静力锁定可以减少继发于没有认识到的粉碎骨折的术后内固定失效。

(2)逆行髓内针(髓内针从远端向近端插入):逆行髓内针的主要优点是入点容易,骨折复位不影响其他部位的损伤。主要适应证有同侧股骨干骨折合并股骨颈骨折、髋臼骨折、胫骨骨折、髌骨骨折和胫骨平台骨折。相对适应证是多发创伤的患者,双侧股骨干骨折,肥胖患者和孕妇。对于多发骨折或多器官损伤的患者,平卧位对患者的稳定最好,逆行髓内针插入能够快速地完成,双侧股骨干骨折用逆行髓内针固定不用变换体位,血管损伤的患者需要修复血管,可以快速插入不锁定的髓内针有利于血管修复,肥胖的患者,顺行髓内针入点非常困难,而逆行髓内针较容易。

逆行髓内针的禁忌证是膝关节活动受限和低位髌骨,不能够合适插入髓内针,转子下骨折由于逆行髓内针对稳定性的担心,也不易选用逆行髓内针;开放骨折有潜在的感染的危险,导致膝关节感染,也不可以选择逆行髓内针。

六、术后康复

(1)闭合髓内针术后,患者应尽早进行能够忍受的肌肉和关节活动。指导患者股四头肌力量练习和渐渐负重。所有患者应尽早离床活动,对于多发创伤患者,即使仅仅坐起来也可减少肺部并发症。

(2)特殊类型骨折的治疗:未合并其他部位骨折和软组织损伤的股骨中段简单的横断和短斜骨折,用闭合髓内针治疗容易。但是多数股骨干骨折的部位和类型复杂,可能合并其他损伤,所以多数股骨干骨折治疗时需要在标准髓内针做一些改进。以下常见情况是股骨干骨折特殊治疗。

粉碎骨折:粉碎骨折是高能量损伤的标志。粉碎骨折常伴随大量失血或开放性骨折,发生全身并发症如脂肪栓塞综合征。静力锁定带锁髓内针已取代其他方法用于治疗粉碎骨折。这些髓内针可达到远近端的髓腔,恢复股骨的轴线,没必要复位粉碎骨折,骨折块自髓腔移位 2 cm,不影响骨折愈合,在此部位将形成丰富的骨痂。在系列 X 线片的研究中,在骨折愈合过程中移位的皮质骨块成角和移位逐渐减少。不建议用髓内针加钢丝捆绑骨折块这种方法,这种方法是引起骨折愈合慢或不愈合的主要原因。

开放性股骨干骨折:股骨干开放性骨折通常是由高能量的损伤引起,还可能合并多个器官的损伤。股骨干开放性骨折过去几十年的临床研究表明积极的手术治疗更能取得明显效果。Ⅰ型和Ⅱ型的开放性骨折髓腔没有肉眼污染最好急诊用髓内针治疗。ⅢA 开放股骨干骨折如果清创在 8 小时内可行髓内针固定,如果存在清创延迟或ⅢB 损伤,可选择外固定架治疗。股骨干开放性骨折合并多发创伤的患者,应用外固定架固定治疗。对于动脉损伤需要修补的骨折(ⅢC)外固定架是最好的稳定,因为它能快速完成血管修复后再调整。肢体血供恢复后,外固定架可以换成接骨板或髓内针。ⅢC 开放性骨折合并多发损伤不稳定的患者,有截肢的相对适应证。

股骨干骨折合并同侧髋部骨折：股骨干骨折合并同侧股骨颈骨折的发生率为1.5%～5%。股骨颈骨折通常为垂直剪切（PauwelⅢ）型，股骨颈骨折移位小和不粉碎。股骨干骨折时因不能用X线诊断整个股骨全长，股骨颈骨折常被延迟诊断，大约1/4到1/3的股骨颈骨折初诊时被漏诊，股骨干骨折合并同侧隐性股骨颈骨折早期漏诊率更高，临床医师应通过对患者的受伤机制分析，应考虑隐性股骨颈骨折的可能，术前可用CT明确诊断，行股骨干骨折带锁髓内针时术中和术后密切注意股骨颈骨折存在，可以减少股骨颈骨折的延误诊断。

现在最常用的方法是用逆行髓内针固定股骨干骨折，股骨颈骨折用空心钉或DHS固定，还有接骨板加空心钉固定，顺行髓内针加空心钉固定股骨干合并股骨颈骨折，重建髓内针用一内固定物同时有效固定股骨近端和股骨干两处的骨折，后两项技术的主要并发症是对一些股骨颈骨折不能达到解剖复位。

股骨干骨折合并同侧髋关节脱位：文献报道的这种损伤50%的髋脱位在初诊时漏诊。髋脱位后平片股骨近端内收，所以对股骨干骨折进行常规骨盆X线片检查是避免漏诊的最好方法。股骨干骨折合并同侧髋关节脱位需急诊复位髋脱位，以预防发生股骨头缺血坏死，股骨干用接骨板或髓内针进行固定。伤口关闭后闭合复位髋脱位。

股骨干骨折合并同侧股骨髁间骨折：股骨干骨折合并股骨髁间骨折存在2种类型。一是股骨髁间骨折近端骨折线与股骨干骨折不连续；二是股骨髁间骨折是股骨干骨折远端的延伸。这种损伤有多种方法治疗，包括两骨折切开复位一接骨板固定；两骨折切开复位分别用两接骨板固定；股骨髁间骨折切开复位，而在股骨干插入髓内针进行固定。带锁髓内针对这2处损伤可提供良好的固定，特别对股骨髁间骨折无移位者。

髋关节置换术后股骨干骨折：髋关节置换术后股骨干骨折不常见，外伤后，应力集中在股骨假体末端引起骨折，这种骨折分为3型。Ⅰ型，螺旋骨折起于柄端的近端，骨折位置被假体末端维持。Ⅱ型，在假体末端的骨折。Ⅲ型，假体末端以下的骨折。治疗根据骨折类型和患者是否能耐受牵引和第2次手术，Ⅰ型骨折假体柄维持骨折稳定，骨牵引6～8周，这时患者有足够的骨痂可保护性负重，通常需要带骨盆的股骨支具；Ⅱ型骨折可以保守治疗，也可以把以前的股骨柄换为长柄；Ⅲ型骨折可以保守治疗或切开复位加压接骨板内固定。如Ⅲ型骨折发生在股骨远1/3，可以用逆行髓内针治疗。

七、并发症

并发症的类型与严重程度和治疗骨折的方法有关。近年随着治疗的改进特

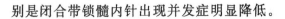

别是闭合带锁髓内针出现并发症明显降低。

(一)神经损伤

在治疗股骨干骨折中引起神经损伤有以下几种形式:骨牵引治疗的患者小腿处于外旋状态,腓骨近端受到压迫,腓总神经有可能损伤,特别在熟睡和意识不清的患者容易发生。这种并发症通过调整牵引方向,在腓骨颈部位加用棉垫,鼓励患者自由活动牵引装置来避免。

术中神经损伤的原因:一是复位困难过度牵引,复位困难的原因是手术时间延迟,试图强行闭合复位,牵引的时间长、力量大,一般股骨干骨折3周后闭合复位困难,采取有限切开能够避免这种并发症。二是患者在手术床不适当的体位直接压迫。会阴神经和股神经会受到没有包裹的支柱的压迫。仔细包裹水平和垂直面的支柱可以防止这种损伤。

(二)血管损伤

强大的暴力才能导致股骨干骨折,但血管损伤并不常见。虽然穿动脉破裂常见,在骨折部位形成局部血肿,但股骨干骨折后股动脉损伤小于2%,由于血管损伤发生率低往往被忽视。穿动脉破裂术后患者血压不稳定,股骨干局部肿胀可触及波动,应立即手术探查,结扎血管,清除血肿。

股动脉可以是完全或部分撕裂,或栓塞,或牵拉,或痉挛。微小的撕裂可以引起晚期血管栓塞。虽然下肢通过穿动脉有丰富的侧支循环,股动脉栓塞不一定必然引起肢体坏死,但是血管损伤立即全面诊断和治疗对保肢非常重要。

(三)感染

股骨干骨折接骨板术后感染率约为5%,闭合带锁髓内针感染率约<1%。感染与骨折端广泛剥离、开放性骨折、污染的程度和清创不彻底有关。多数感染患者在大腿或臀部形成窦道流脓。患者在髓内针后数周或数月大腿有红肿热痛,应怀疑感染。平片可以看到骨膜反应和骨折部位密度增高的死骨,血液检查包括白细胞计数和红细胞沉降率。

股骨感染需要手术治疗,如果内固定对骨折稳定坚强应保留,治疗包括彻底清除死骨和感染的软组织、伤口换药和合理应用抗生素。多数股骨干骨折即使存在感染也可在4~6个月愈合,骨折愈合到一定程度可取出髓内针,进行扩髓取出髓腔内感染的膜和骨。如果内固定对骨折不能提供稳定,需考虑其他几种方法。骨折稳定程度通过髓内针锁定或换大直径髓内针来增加。如果股骨干存在大范围死骨,取出髓内针后彻底清创,用外固定架或骨牵引固定,在骨缺损部位放置庆大霉素链珠。患者在伤口无渗出至少 3 个月后，开始植骨。

(四)迟延愈合和不愈合

骨折不愈合的定义和治疗还存在许多争议，迟延愈合指愈合长于骨折的愈合正常时间。股骨干骨折 6 个月未获得愈合即可诊断为迟延愈合。诊断不愈合最少在术后 6 个月结合临床和连续 3 次 X 线无进一步愈合的迹象诊断。多数骨不愈合的原因是骨折端血供不良、骨折端不稳定和感染、骨折端分离骨缺损、软组织嵌夹。骨折端血供不良主要原因是开放性骨折和手术操作中对骨折端软组织的广泛剥离，骨折端稳定不够主要是髓内针长度不够和继发的锁钉松动。另外既往有大量吸烟史，术后非甾体消炎药的应用和多发创伤也是骨折不愈合的因素。

有多种方法治疗骨折不愈合，包括动力化、交换大直径的髓内针、接骨板固定和植骨，或几种方法合并使用。有报告取出髓内针后采用间接复位的方法用接骨板固定加自体髂骨植骨的方法取得了明显的疗效。骨折端存在明显不稳定时，在髓内针加侧板稳定旋转不稳定，是一种简单有效经济的方法，报道愈合率可达 100%。

(五)畸形愈合

股骨干骨折畸形愈合在文献中被广泛讨论，短缩畸形愈合一般认为短缩＞1 cm，但＞2 cm 患者就可能产生症状。成角畸形通常定义为在矢状面(屈-伸)或冠状面(内-外翻)＞5°的成角，髓内针固定总发生率在 7%～11%。髓内针固定预防成角畸形应在复位、扩髓、插入和锁钉时注意。正确的入点和保证导针居髓腔中央能够减少成角畸形的发生。如导针偏离中心，可以通过一种称为"挤压"(Poller)螺丝钉的技术矫正。严重的畸形愈合通过截骨矫正，再用带锁髓内针固定。旋转畸形＜10°的患者无症状，超过 15°可能有明显的症状，表现在跑步和上楼梯有困难。术后发现超过 15°的旋转，应立即矫正。

(六)膝关节僵直

股骨干骨折后一定程度的膝关节僵直非常常见，僵直与骨折部位、治疗方法和合并的损伤有关。颅脑损伤和异位骨化都会影响膝关节活动，多数认为接骨板固定会使膝关节僵直。股骨干骨折在屈曲和伸直都受影响，一般表现为被动屈曲和主动伸直受限。屈曲受限主要是股四头肌瘢痕，特别是股内侧肌。积极主动的膝关节活动练习能够有效地预防。股骨干骨折固定后在开始 6～12 周无明显进展，需要考虑麻醉下活动，晚期行膝关节松解术。

(七)异位骨化

髓内针后臀肌部位的异位骨化的确切原因还不清楚。可能与肌肉损伤导致钙代谢紊乱有关,也可能与扩髓碎屑没有冲洗干净有关,但前瞻性研究,冲洗髓内针伤口并未减少异位骨化的发生。异位骨化临床上症状少,很少有异位骨化影响髋关节的活动报道,推荐在股骨干骨折获得愈合和异位骨化成熟后进行治疗,可同时进行髓内针取出和切除有症状的异位骨化,术后用小剂量的放射治疗或口服吡罗昔康。

(八)再骨折

股骨干骨折愈合后在原部位发生骨折非常少见,多数发生在接骨板取出后2~3个月,且多数发生在原螺丝钉钉孔的部位。预防再骨折,一是内固定物一定要在骨折塑形完成后取出,通常接骨板是术后2~3年,髓内针是术后1年;二是取出接骨板后,应逐渐负重,以使骨折部位受到刺激,改善骨痂质量。股骨干再骨折通常可采用闭合带锁髓内针治疗,一般能够获得愈合,患者可很快恢复完全负重。

第三节　髌　骨　骨　折

一、概述

髌骨是人体内最大的籽骨,位于股四头肌腱内。髌骨的功能是增加了股四头肌腱的力学优势,有助于股骨远端前方关节面的营养供给,保护股骨髁免受外伤,并将四头肌的拉伸应力传导至髌腱。还通过增加伸膝装置至膝关节旋转轴线的距离,改善了股四头肌效能,加长了股四头肌的力臂。髌骨骨折是膝部常见的骨折,约占所有骨骼损伤的3%,并可见于所有的年龄组,主要发生于20~50岁之间的年龄组。男性大约是女性的2倍。并没有发现在左、右侧上有什么区别,但双侧髌骨骨折罕见。

二、损伤机制

髌骨骨折可为直接或间接暴力所致。直接暴力的主要原因:直接跪倒在地;交通事故伤直接暴力作用于髌骨。髌骨位于皮下,增加了直接受伤的机会,受伤区域也常存在皮肤挫伤或有开放伤口。

当附着于髌骨的肌肉肌腱和韧带所产生的拉力超过了髌骨内在的强度之后,可产生间接暴力所致的骨折。主要典型表现是跌伤或绊倒伤。发生髌骨骨折以后,股四头肌继续作用。将内侧或外侧的股四头肌扩张部撕裂。支持带损伤的程度比直接损伤者要重。典型表现是横断骨折,某些髌骨下极呈粉碎状,支持带中度撕裂。多数患者不能主动伸膝。直接和间接暴力混合损伤的特征是皮肤有直接创伤所致的证据,骨折块有相当大的分离。

三、骨折分类

髌骨骨折按骨折形态一般分为 6 种类型:横断骨折、星状骨折、粉碎骨折、纵形或边缘骨折、近端或下极骨折、骨软骨骨折。

横断骨折最多见,占所有髌骨骨折的 50%~80%,大约 80% 的横断骨折位于髌骨中部或下 1/3。星状和粉碎骨折占 30%~35%。纵形或边缘骨折占 12%~17%。边缘骨折常为直接暴力所致,累及了髌骨的侧方关节面;极少是间接暴力所致。边缘骨折其损伤机制:在股四头肌紧张的情况下,快速屈膝,髌骨的侧方运动遭到了股骨外髁的撞击所致。骨软骨骨折常见于 15~20 岁患者,多发生于髌骨半脱位或脱位后,髌骨的内侧关节面或股骨外髁出现骨软骨损伤,在原始的X 线片上常不能确诊,需行诊断性的关节造影、CT 扫描或关节镜检查,以便对隐匿性软骨或骨软骨骨折作出准确诊断。下极骨折可见于年轻运动员损伤,常与急性髌骨脱位同时出现,故应对这些患者同时评估髌骨骨折和髌骨不稳定的情况。

四、临床表现与诊断

通过病史、体检及 X 线检查,一般可作出诊断。直接损伤的病史,譬如膝部撞击在汽车挡泥板上,后出现疼痛、肿胀及力弱,常提示发生了骨折。另一种损伤的表现是间接损伤,膝部出现凹陷,伴有疼痛和肿胀。直接损伤者常合并同侧肢体的其他部位损伤。

髌骨位于皮下,易于进行直接触诊检查。通过触诊可发现压痛范围,骨折块分离或缺损的情况。无移位骨折仅出现中度肿胀,解剖关系正常,但骨折端压痛是最重要的临床表现。

多数髌骨骨折有关节内积血,而且关节积血可进入邻近的皮下组织层,使组织张力增加。关节内积血时浮髌试验阳性。膝关节内张力性渗出可使疼痛加剧,必要时进行抽吸或紧急外科减压。

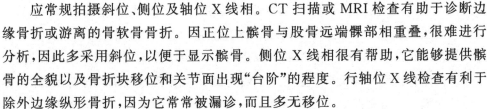

应常规拍摄斜位、侧位及轴位 X 线相。CT 扫描或 MRI 检查有助于诊断边缘骨折或游离的骨软骨骨折。因正位上髌骨与股骨远端髁部相重叠,很难进行分析,因此多采用斜位,以便于显示髌骨。侧位 X 线相很有帮助,它能够提供髌骨的全貌以及骨折块移位和关节面出现"台阶"的程度。行轴位 X 线检查有利于除外边缘纵形骨折,因为它常常被漏诊,而且多无移位。

五、治疗方法

治疗髌骨骨折的目的是保证恢复伸膝装置的连续性,保护髌骨的功能,减少与关节骨折有关的并发症。治疗原则是尽可能保留髌骨,充分恢复后关节面的平整,修复股四头肌扩张部的横形撕裂,早期练习膝关节活动和股四头肌肌力。即使存在很大的分离或移位,也不要选择部分或全髌骨切除术。患者的一般情况、年龄、骨骼质量以及手术危险性决定了是否手术以及内固定方式。

(一)非手术治疗

对于无移位的髌骨骨折,患者可以抗重力伸膝,说明伸膝装置完整性良好,可以采取保守治疗。早期可用弹性绷带及冰袋加压包扎,以减少肿胀;亦可对关节内积血进行抽吸,以减轻肿胀和疼痛以及关节内压力,但应注意无菌操作,以防造成关节内感染。前后长腿石膏托是一种可靠的治疗方法,其长度应自腹股沟至踝关节,膝关节可固定于伸直位或轻度屈曲位,但不能有过伸。应早期行直腿抬高训练,贯穿于石膏制动的全过程,并可带石膏部分负重。根据骨折的范围和严重程度,一般用石膏制动 3～6 周,然后改用弹性绷带加压包扎。内侧或外侧面的纵形或无移位的边缘骨折,一般可不必石膏制动,但仍应采取加压包扎治疗,3～6 周内减少体力活动,可进行主动和被动的功能锻炼。

(二)手术治疗

髌骨骨折是关节内骨折,且近端有强大的股四头肌牵拉,一旦骨折后应用积极进行手术内固定治疗。髌骨骨折的传统手术治疗是采用经过髌骨中部的横切口,此切口暴露充分,能够对内侧或外侧扩张部进行修补。髌骨正中直切口或髌骨侧方直切口在近年应用增多,可以获得更充分的外科暴露和解剖恢复,若有必要的话,也允许对膝关节进行进一步探查和修复。

对于年轻患者,特别是横断形骨折者,松质骨比较坚硬,常能够获得稳定的内固定。对于严重粉碎骨折,若同时存在骨质疏松,则很难获得稳定的内固定,需要进行其他的附加固定或延长制动时间,以期获得良好的骨愈合。

手术主要包括以下 3 种方式:①解剖复位,稳定的内固定;②髌骨部分切除,即切除粉碎折块,同时修补韧带;③全髌骨切除,准确地修复伸膝装置。

髌骨重建的技术常常是采用钢丝环绕结合克氏针或拉力螺丝钉固定。最常应用的钢丝环扎技术由 AO/ASIF 所推荐(图 7-2),它结合了改良的前方张力带技术,适用于横断骨折和粉碎骨折。生物力学研究表明,当钢丝放置于髌骨的张力侧(前方皮质表面)时,与其简单地行周围钢丝环扎相比,极大地增加了固定强度。

这种改良的张力带技术与钢丝环扎技术,即钢丝通过股四头肌腱的入点和髌腱,然后在髌骨前面打结拧紧相比有所不同。用 2 枚克氏针或 2 枚 4.0 mm 的松质骨螺丝钉以控制骨折块的旋转和移位,有利于钢丝环的打结固定,也增加了骨折固定的稳定性。克氏针为张力带钢丝提供了安全"锚地",并且中和了骨折块承受的旋转应力。拉力螺丝钉除此之外,还能对骨折端产生加压作用,但对于年轻患者,将来取出内固定物时可能发生困难。

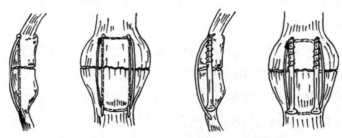

图 7-2　髌骨骨折 AO/ASIF 张力带固定示意图

治疗开放性髌骨骨折时,可在进行彻底清创和灌洗之后,进行内固定。但必须对伤口的严重程度、污染情况及患者全身状况进行全面的评估。去除所有无血供组织。若伤口污染较重,在进行最后的骨折修复之前,可能需要多次清创和冲洗,但不能将关节敞开时间太长,以防软骨的破坏和关节功能的恶化。对开放伤口可放入较粗的引流管,并结合重复清创和关节镜下灌洗,全身静脉应用抗生素,在这种情况下可考虑闭合伤口。应注意任何内固定物均必须达到牢固稳定的目的,并且对软组织血供影响较小。若同时合并股骨或胫骨骨折,亦应按照原则进行积极的治疗。

随着现在内固定技术发展,对粉碎的髌骨骨折大多数都能够进行一期手术固定,应尽量避免进行髌骨部分切除和髌骨切除手术。

六、术后处理与康复

若用张力带对髌骨骨折进行了稳定的固定,术后可进行早期膝关节功能训练。采用改良的 AO/ASIF 张力带固定,在主动屈膝时可对骨折端产生动力加压,并允许患者尽早恢复膝关节活动。内固定稳定者,使用持续被动运动也可以改善活动范围。采用多枚拉力螺钉或张力带钢丝或应用间接复位技术治疗的严重粉碎骨折,需要石膏制动3～6周,在术后早期活动时,若多个小骨折块缺乏稳定性,将增加内固定失效的危险。故在用内固定治疗粉碎骨折后,术后应保护一段时间,以便在进行功能锻炼之前,骨折和伸膝装置获得早期愈合。但股四头肌可进行等长训练,以防止粘连和保持股四头肌弹性。患者常需在超过6周后再行大强度的功能锻炼,待X线相上出现骨折愈合的征象后才完全负重。

髌骨部分切除并行肌腱修补,肌腱与骨的愈合需要制动至少3～4周。全髌骨切除术后,至少应保护4周,此后再进行功能康复,并且在锻炼间隔期间,仍用外固定保护。一般需要几个月的时间,以便最大限度地恢复运动范围和肌力。

总的看来,髌骨骨折经手术内固定后预后良好。关节骨折可导致关节软骨破坏和软骨软化,出现创伤后骨关节炎,伴骨刺和硬化骨形成。严重的髌骨骨折更易发生退行性关节炎。

七、并发症

髌骨骨折术后骨折块分离和再移位少见,常因内固定不牢固或某些病例术后指导功能锻炼不足所致。若不考虑治疗方式,延长制动时间将影响最终疗效,石膏制动时间不超过4周,83％初期疗效优良;而超过8周者,仅有15％疗效优良。

多数学者报告缺血性坏死少见,但Scapinelli总结了162例髌骨横断骨折,其中41例有缺血坏死的部分证据,38例累及了近端折块,大多数原始分离较大,并采取了周围钢丝环扎固定。常在骨折1～2个月时,X线像上表现为密度增高。2～3个月时,两折块间密度的对比达到高峰,治疗上无特殊,仅采取随诊观察。6～8个月时,常能恢复膝关节全部活动,并表现为不同程度的髌股关节骨性关节炎。一般在2年内出现再血管化。

髌骨骨折的晚期并发症常表现为髌股关节疼痛或骨性关节炎等症状。

术后伤口感染的处理包括采取清创术和评估固定的稳定性。若固定牢靠,骨块血供良好,可采取清创、灌洗,放置引流,闭合伤口,静脉使用抗生素。

髌骨骨折后的不愈合率是2.4％,不一定需再行手术内固定以获得骨愈合。有时患者对不愈合所致的功能下降或受限能够很好地耐受。对体力活动多的年轻患者,可能需要再次行骨连接术。对疼痛性不愈合并发无菌性髌骨坏死者,可考虑行髌骨部分切除。

保留内固定物所致的疼痛比较常见,与肌腱或关节囊受到内固定物金属尖端的刺激有关。将内固定物取出,常常能减缓这些症状。但 4.0 mm 或 3.5 mm 松质骨螺钉若保留在年轻人坚硬骨质内几年以上,常常很难取出。

第四节　胫腓骨骨折

一、损伤机制

导致胫腓骨骨折的损伤形式有 3 种:超越骨自身能力的损伤即疲劳骨折(应力骨折);低能量暴力导致的较稳定的小移位骨折;高能量暴力造成的严重软组织合页破坏、神经血管损伤、粉碎骨折及骨缺损,这种高能量暴力常导致肢体多种组织严重创伤,肢体存活困难。

当暴力以旋转形式作用于胫骨时常形成螺旋形骨折,并由于外力的大小不同而造成不同的粉碎程度,例如滑雪时足固定而身体强力扭转时造成的螺旋形胫腓双骨折。3 或 4 支点弯曲外力作用于小腿将造成短斜或横形骨折,如外力较大使支点范围增大时导致粉碎型骨折。当外力大并且集中作用于较小范围时常形成骨和周围软组织严重创伤,例如重物直接砸于小腿上而形成的损伤。由于胫骨前方直接位于皮下易遭受外伤。现代社会机械化程度增高,胫腓骨骨折发生率不断增加。

二、临床表现

胫腓骨骨折临床容易诊断,可表现为小腿疼痛、畸形、肿胀和短缩,不能站立行走。骨科诊断包括全面检查整个肢体。日常生活中摔扭伤常造成简单骨折。严重暴力伤,如坠落伤、汽车撞伤,常可致粉碎骨折和开放骨折。对闭合的胫腓骨骨折患者,医师一定详细检查患者足部血管搏动情况,及早发现产生筋膜间隔综合征的可能。

X 线投照应包括膝关节正侧位、整个小腿的正侧位和踝关节正侧位。

三、治疗

对于闭合胫骨骨折的治疗有下列方法:①闭合复位以石膏、支具等制动;②外固定架固定;③切开复位内固定;④闭合复位髓内针内固定。对于开放性骨折,选用上述 4 种方法之一固定骨折,开放伤口则遵循下面原则:彻底反复清创,合理应用抗生素,早期关闭伤口(包括使用肌瓣及游离皮瓣),早期植骨治疗。

不论选择哪种治疗方法,目的都是为了使患者获得最大限度的功能恢复,保持胫骨的稳定性,恢复其对线、对位,消除旋转、短缩、成角畸形。此外选择治疗方法必须考虑到软组织损伤情况和治疗会对软组织的进一步影响。由于人对畸形有一定的代偿能力以及每个患者伤前的情况不同,很难建立绝对的治疗标准,一般认为在冠状面或矢状面上有＞10°的成角以及＞10°旋转是不能接受的。在冠状面上成角畸形(内外翻畸形)应在 5°以内,胫骨的短缩不应超过 1 cm。在临床实践中,常用患侧与健侧对比来判断畸形,另外常用髂前上棘与足的Ⅰ、Ⅱ趾间连线通过髌骨的情况来检查纠正畸形情况。

(一)非手术治疗

对于不稳定型和开放的胫骨骨折,由于内固定的发展,手术治疗取得了较好的结果。但对于低能量造成的移位小的简单胫腓骨骨折,非手术闭合复位使用石膏外固定能有效地治愈骨折。

闭合复位时患者屈膝 90°,将小腿悬垂于桌旁以放松腓肠肌并利用重力作牵引力。此外也可屈膝位行纵向牵引复位。通过与健侧进行对比调整旋转畸形,也可以比较髂前上棘至第Ⅰ、Ⅱ趾间连线与髌骨的关系判断是否有旋转或内外翻畸形。将内外踝、跟骨、腓骨头等骨突部位以软棉垫衬垫后,术者维持复位,助手将石膏缠放于患肢上,在石膏未干前应充分塑形,特别是跟腱、足弓部位。患肢膝关节固定在 5°屈曲的功能位。

如果正侧位 X 线片证实有成角畸形时,有时可应用石膏楔形矫正法纠正,即在成角畸形凹面处切开石膏,将其撑开后夹以木块等矫正畸形,或在成角的凸面楔形切除石膏再将远近端合拢以消除畸形。撑开或楔形切除角度一般不大于10°。此 2 种方法前者应注意防止骨折分离移位,后者应注意防止皮肤受压坏死。

为纠正短缩、成角或旋转畸形,可将骨折远近端横形打入克氏针,用这些针进行复位并将其同管形石膏固定在一起以维持复位。

石膏固定小腿骨折后应向患者详细说明石膏固定注意事项,指导患者抬高患肢,主动活动足趾,进行股四头肌等长收缩锻炼。应提醒患者如果出现患肢疼痛加剧,足趾麻木征象应立即去医院看医师,以防止出现患肢的筋膜间隔区综合征。

患者 3～4 周内应每周复查 X 线片了解骨折的复位情况,如果石膏因肢体消肿而松动应及时更换。

关于患肢负重问题,多数学者主张早期负重,他们通过对临床资料分析提出,早期带石膏负重患者组比不负重组骨折更早愈合,功能恢复和愈合时间为5个月。Samiento 等提出患者使用双拐早期负重行走,伤后 2～4 周完全负重。他们推荐使用髌韧带负重石膏和支具进行负重行走。他们首先对患者骨折闭合复位,长腿石膏固定 2～4 周,随后改用髌韧带负重石膏或支具,随访 943 例患者,90%胫骨骨折患者平均愈合时间为 26 周,骨折短缩畸形平均 4.28 mm,临床及 X 线检查显示有骨愈合后可拆除石膏,但仍用双拐保护患肢直到患者恢复平衡能力和灵活性。患者应积极进行膝、踝、跖跗关节及趾间关节功能活动。

牵引法治疗胫腓骨骨折使骨折端分离,患者需卧床不能早期活动,所以牵引治疗已很少临床使用,它仅作为一种临时的治疗措施,例如当患者皮肤条件不好时,在等待最终治疗方法时可使用跟骨牵引。目前更趋向于使用外固定架临时固定骨折。

(二)外固定架治疗胫腓骨骨折

外固定架在治疗胫骨骨折中较为常用,特别是开放性骨折。

1.外固定架的适应证

David Sisk 提出了外固定架的适应证:①Ⅱ或Ⅲ度(Gustilo 分类)开放性骨折损伤;②骨折伴肢体严重烧伤;③骨折后需进一步行交腿皮瓣、游离皮瓣和其他重建过程;④骨折后有严重骨缺损或需维持肢体长度;⑤肢体延长;⑥关节融合;⑦骨折后有或怀疑有骨折不愈合。

Fred Behrens 指出外固定架具有下列优越性:①可在远离损伤、骨病或畸形的局部固定骨折;②Ⅰ期或Ⅱ期均可较易接近伤口;③对各种骨或软组织损伤,包括多个邻近肢体的固定能显示较大灵活性;④安装外固定架后可进行对骨折固定对位对线、长度及力学特性的调节;⑤可同时和/或随后进行内固定;⑥对邻近关节影响小;⑦可早期使肢体或患者活动,包括完全负重。

David Sisk 总结外固定架的主要并发症:①针道感染;②穿针造成神经、血管损伤;③穿针造成肌肉、肌腱损伤;④可形成骨折的延迟或不愈合;⑤筋膜间隔区综合征;⑥再骨折;⑦因针道感染而使骨固定困难。

2.外固定架使用后再用其他固定

对骨折伴严重软组织损伤的患者使用外固定架固定,当软组织愈合后,医师面临 2 种选择,是继续使用外固定架直至骨愈合后拆除,还有随后更换成内固定。近期文献报告单独使用外固定架可使 94%的骨折骨性愈合。

对于前种选择具有下列优点：①不需要二次手术；②感染危险小；③不需要麻醉而拆除外固定。

缺点：①患者需要较长时间佩戴笨重的外固定架；②有骨折延迟或不愈合的可能；③固定钢针松动和针道感染。

对于后种选择其优点：①较短时间佩戴外固定架；②能较早的实现骨愈合；③骨折假关节形成可能性小。

缺点：①内固定后有骨髓炎的可能；②需再次手术及拆除内固定。

大多数作者在拆除外固定后使用髓内针固定骨干骨折，原因：①不需要在骨折部位局部切开而破坏血液循环；②穿髓内针可远离伤口部位进行；③穿髓内针后能比接骨板固定更早地允许患者负重，这样对功能恢复非常有利。

使用髓内针应注意：①对因使用外固定时有针道感染或有感染病史的患者绝对禁用任何髓内针；②拆除外固定针架后应间隔一段时间再行髓内固定；③对开放性骨折扩髓腔较危险，使用不扩髓带锁的髓内针更为安全。

拆除外固定后行接骨板内固定可同时对骨缺损患者行植骨术。另外关节内骨折需接骨板固定来达到解剖复位的要求。接骨板固定更倾向于在软组织覆盖好的上肢进行。对于使用外固定架后再用其他固定，Heim 总结如下：①使用3 个连接杆和 2 个固定夹所示的标准单边外固定架可对急诊未满意复位患者再调整；②根据局部的软组织条件，医师应估计患者是否需要Ⅱ期再做内固定，以便防止使将来接骨板固定于针道上；③若软组织 3 周内愈合良好，拆除外固定更换内固定患者可能感觉方便；④若软组织愈合时间超过 3 周，维持使用外固定架更为安全，而且可行松质骨植骨以利骨折愈合。

3.使用外固定后植骨

骨折使用外固定架后植骨有 2 个目的，促进延迟或停止骨愈合的骨折发生愈合和加速骨早期愈合。Szyszkowitz 和 Fellinger 报告早期植骨能使骨折更早愈合。

4.针道感染和钢针松动

固定针道感染和松动是外固定架使用中最常遇到的问题。Green 将针道感染分为轻型和重型 2 种。重型者表现为针道附近有红肿、疼痛，并有分泌物沿针道流出。上述症状较轻者称为轻型。外固定架使用时间愈长，针道感染及顽固化脓的危险性愈大。轻型针道感染者可自愈或通过加强钢针护理治愈，针道护理措施包括：穿针时皮肤应切开 1 cm 左右，每日清洁针眼周围皮肤，及时清除针眼上的疤痂，针眼以无菌敷料覆盖。重型针道感染患者需住院治疗，合理使用抗生素、扩创、开放引流和刮除坏死物等。虽然针道有分泌物及针周围有环形死骨常见,但感染扩散不常见。Green 报告针道感染导致慢性骨髓炎的发生率为 0～4%。所有感染患者均为皮质骨内的钢针引起,松质骨内钢针道无感染发生。固定钢针松动是钢针与骨间的微小运动及外固定架不稳定而导致骨吸收。Eduard 报告其临床发生率约为 60%。钢针松动,特别是松动并伴有慢性针道脓性分泌物者,需及时拔除并更换新针。针松动并不是更换为内固定指征。X 线显示钢针松动已经是晚期,持续针眼分泌物的出现意味着钢针松动,需尽早处理,这样可使外固定架保留较长时间直至骨折愈合。

5.用外固定架对骨折端加压固定

Hart 等人分析了用外固定架加压与不加压固定狗的截骨后胫骨表明,加压固定骨折端可以增加固定的牢固性,加压后骨折对抗扭转及抗侧方弯曲能力比不加压增大。但愈合后骨折端的牢固性在固定 90 天后加压组未显示出优势。在组织学上,加压与不加压组骨折愈合形式无差别,Ⅰ期愈合中的接触愈合和间隙愈合均可见到,骨质疏松的表现亦相同。通过同位素测定的骨折端血液循环量两者差别无显著性。加压后固定钢针的松动率与不加压组无明显不同。

6.去除外固定的时间

除非行Ⅱ期骨折内固定或使用功能支具,外固定架的去除条件是骨折获得牢固愈合。通常对骨折愈合的判断是基于 X 线片,但由于 X 线片的阅读水平不同,使得外固定架的安置时间可有很大不同。另外还可以用应变测量仪来判断骨折愈合的情况从而指导拆除外固定架,该仪器安装在外固定架上,通过测量骨折端的活动度来作出判断。

(三)髓内针治疗胫腓骨骨折

髓内针治疗胫骨骨折的魅力在于它能采用闭合技术,保护了胫骨的软组织合页,以及操作简单并能使患者早期活动和负重。

1.髓内针适应证

由于髓内针及其器械的不断改进,治疗骨折的适应证越来越扩大。最初髓内针只适用于股骨干及胫骨髓腔最为规则和狭窄的中 1/3 部位骨折。使用锁定螺钉后,在髓腔较宽的近、远 1/3 骨干的稳定性也能获得。所以,髓内针可适用于骨干全长。使用髓内针的适应证如下。

(1)胫骨非感染性骨折不愈合。

(2)胫骨的病理骨折。

(3)闭合的有移位的胫骨骨折。

(4)腓骨完整的胫骨骨折。

(5)开放的胫骨骨折。

(6)需要延长肢体,纠正短缩、旋转、成角等畸形愈合的截骨后固定。

2.使用髓内针的禁忌证

(1)感染性骨折不愈合。

(2)近端1/4胫骨骨折。

(3)GustiloⅢ度开放性骨折。

对开放性骨折的髓内针固定是有异议的。在使用扩髓髓内针时,因扩髓而使本来就受损的骨内膜血液循环进一步破坏,增加了形成死骨的机会,使得骨不愈合率和感染率增高。此外,由于开放性骨折常伴有严重的软组织损伤、缺损,污染较重,故使用扩髓髓内针感染的危险较大。在Ⅲ度开放性骨折中,更多人主张使用外固定架固定骨折。开放性骨折做髓内针手术的时间,取决于患者受伤机制、软组织损伤情况、伤口污染程度和患者一般状况。一期进行髓内针固定只适用于伤口污染轻微,清创后仍然有较好软组织条件的患者,否则应待有较好软组织条件、无坏死组织和感染发生时进行。此间可使用石膏托或外固定架临时固定。

3.髓内针的临床应用

目前临床使用的带锁髓内针品种很多,但设计原理是相同的。髓内针包括近端尾部与插入手柄相接的螺旋部分、近端锁定孔、针体、远端锁定孔及稍尖的针头部。锁定孔的方向可以是冠状面,也可有矢状面或斜面的,使用时根据骨折类型及软组织条件决定。针体的横断面有三角形、三叶草形、圆形和多凹槽型等,目的在于尽可能地增强针与髓腔内部的稳定接触,同时更多地保留针与髓腔间的孔隙,从而尽量减少对髓腔内血液循环的干扰。

做完髓内针手术的患者无需再使用牵引和外固定,邻近关节的活动,术后即刻就可以进行。对于横断的稳定骨折,术后1~2周即可完全负重。粉碎骨折的患者术后即可部分负重,但完全负重应待复查X线片,有明确骨痂形成时方可进行,一般为6~8周。静力锁定的患者,若8~10周仍无明显骨痂形成,可将离骨折端最远一侧的锁定螺钉拆除而将其动力化,随着活动和负重,骨折处可产生不断加压,促进骨愈合的实现。髓内针可于术后1~1.5年,骨坚强愈合后拔除。

4.使用髓内针的并发症

包括感染、筋膜间隔综合征、骨折延迟或不愈合、锁定螺钉、针折断、畸形愈合等。对于闭合骨折,使用髓内针内固定与其他内固定方法感染率并无明显差异。对于开放性骨折,以往认为是使用髓内针的禁忌证,特别是扩髓腔,其感染率可达24%。近年来由于使用不扩髓的治疗技术,其效果与外固定架治疗开放性骨折相同。而且患者更易接受,同时也便于医师对软组织的进一步处理。对闭合及Ⅰ度Gustilo开放胫骨骨折感染率,Court-Brown报告为1.8%(391例中有7例),Ⅱ度开放伤为3.8%,Ⅲ度为9.5%。而外固定架用于Ⅲ度开放胫骨骨折的感染率为17.6%。开放性骨折的感染发生率,一方面决定于软组织的受损程度及污染程度,更重要的是对伤口软组织是否做到了正确的处理。而Court-Brown指出使用髓内针治疗胫骨骨折,并不像人们常认为的那样,有较高的感染发生率、感染会累及全胫骨、彻底治愈较困难。髓内针术后感染往往是局部的,位于骨折处,无异于其他内固定术后的感染。即使沿髓内针道均有脓性分泌物,也并不意味着感染累及全胫骨,通过正确治疗可以治愈。首先进行扩创,清除脓腔及坏死组织,充分引流,保留髓内针固定,只要没有积脓,即使有少量分泌物,骨折愈合仍可实现。骨折愈合后,去除髓内针的同时扩髓,清除脓性膜,切除窦道。对有较多积脓及死骨形成的患者,应行扩创、死骨去除及扩髓腔更换髓内针。

　　Ⅰ度和闭合小腿骨折,其筋膜间隔综合征的发生率为1%。扩髓及打入髓内针使小腿的间隔压力均有所增加,但术后24～36小时即恢复正常。不论急诊行手术,还是伤后二期手术,这一现象均不改变。使用压力测定仪可以在临床出现症状之前,发现筋膜间隔综合征,此时应积极行筋膜切开术,防止发生筋膜间隔综合征。

(四)接骨板螺丝钉内固定治疗胫腓骨骨折

　　随着对骨折周围软组织更加重视以及对内植物特性的深入研究,接骨板螺钉固定骨折趋向于有限地显露骨折而间接复位,尽量地减少紧密接触骨而造成的坏死以及促进骨痂形成。

　　胫骨远近干骺端部以及涉及膝、踝关节内有移位的骨折,大多数学者主张使用加压接骨板和螺钉做内固定。此外纠正畸形愈合及治疗不愈合也是使用接骨板螺钉的适应证。对胫骨骨折行接骨板螺钉内固定可选用前外侧切口。

　　胫骨骨折行切开复位接骨板螺钉内固定的缺点一般认为有皮肤易坏死从而形成伤口感染,过长时间地限制负重。

　　很多学者致力于更有效和合理的接骨板螺钉研制,例如AO/ASIF推出的LC-DCP(限制接触性动力加压接骨板),PC-P(点接触接骨板)等,但这里需强调的是,不论对骨折以什么种类固定,包括外固定架、接骨板、髓内针固定,或者对骨折固定以什么方式,例如骨折端加压或不加压固定,骨折的固定绝没有再生骨作用。任何固定的作用是尽可能地维持骨折复位,缩小骨折端的间隙以增加稳定性,传导通过骨折部位的应力直到骨自身愈合的实现。骨折端接触以及加压从而增加稳定性的目的就是使骨也能传导应力,延长固定物的疲劳寿命。

(五)小腿开放性骨折的治疗

小腿是最易形成开放性骨折的部位之一,如何治疗小腿开放性骨折,是骨科医师日常工作中经常面临的问题。骨折治疗应考虑到原始损伤,软组织情况,对骨折将采用何种固定方式。治疗开放性骨折包括下列 5 项原则:第一,多次彻底清创和充分灌洗以稀释细菌浓度,切除可作为细菌繁殖培养基的坏死组织。第二,尽量减少进一步地破坏软组织而对骨折进行固定,为软组织修复提供稳定的力学环境。第三,合理应用抗生素。第四,尽可能地在 4～7 天内以各种方法关闭伤口,皮肤覆盖的完整对防止细菌污染有重要作用。第五,早期功能恢复及早期植骨以延长内、外固定物的疲劳寿命。

1.清创

彻底清创是预防感染的最主要的步骤。在伴有严重的软组织损伤的Ⅱ型和Ⅲ型开放性骨折中,由于一次不能完全区别出坏死失活的组织,故一次清创不能完全清除所有的坏死和失活组织,需要在以后的 48～72 小时内反复多次清创才能得到一个干净的创面,所以反复彻底的清创是预防伤口感染的首要的和最根本的方法。

2.伤口闭合

早期闭合伤口的方法很多,包括植皮术,局部转移皮瓣,远端转移及游离血管蒂皮瓣。

对闭合伤口的时间过去曾强调所有开放性骨折都应力争Ⅰ期闭合伤口,目前认为对Ⅰ度和部分Ⅱ度开放性骨折,软组织损伤轻,污染不重,应力争Ⅰ期关闭伤口。在伴有严重的软组织损伤的Ⅲ型和一部分Ⅱ型开放性骨折中,延迟一期闭合伤口有其明显的优越性,在此过程中,伤口应保持湿润并用无菌敷料或人工皮覆盖伤口。

3.开放骨折的固定

使用外固定架对严重开放性骨折固定,对已损伤的软组织的干扰和损伤小,操作方便,易于伤口处理,其稳定性又可通过使用不同方法而调节,是治疗Ⅲ度开放小腿骨折的首选方法。非扩髓带锁髓内针在开放性骨折治疗中取得很好效果。在Ⅰ、Ⅱ型开放性骨折中使用不扩髓内锁髓内针取得了与其他固定方法相近的感染率,但其畸形愈合,不愈合的发生率却很低,便于软组织的处理和早期植骨,且易于被患者接受。AO/ASIF 认为在开放性骨折中使用较细实心的不扩髓的内锁髓内针可提供足够的稳定,没有髓内针被卡住的危险。由于髓内针为实心,提供给细菌生长的无效腔很小。所以,非扩髓的带锁髓内针可能会成为外固定架以外的治疗严重开放性骨折的另一个好的选择方法。但使用较细的不扩髓的髓内针有其相应的缺点,主要是骨折固定不十分稳定,有时需石膏外固定,髓内针体断裂和内锁螺钉断裂也是常见的并发症。带锁髓内针Ⅲ型开放性骨折中的使用,还需进一步临床资料来证实。

接骨板螺钉固定主要应用于Ⅰ、Ⅱ型和关节内的开放性骨折中。行接骨板螺钉固定的骨折局部操作是有限的,接骨板螺钉固定确实对位准确。在治疗胫骨开放性骨折时,接骨板常置于胫骨外侧,该局部有充分的软组织覆盖接骨板。但是接骨板螺钉固定骨折加重了骨折部位软组织的破坏。

综合开放性骨折内固定方法,在过去Ⅰ型开放性骨折使用髓内针和接骨板螺钉,Ⅱ型开放性骨折中主要使用接骨板螺钉固定,髓内针较Ⅰ型开放性骨折使用少,Ⅲ型开放性骨折中主要使用外固定架,接骨板螺钉使用较Ⅱ型开放性骨折有减少,很少使用髓内针。但近年,这种状况发生了变化,在Ⅰ、Ⅱ型开放性骨折中使用髓内针固定取得了与接骨板螺钉固定相似的感染率,在Ⅲ型开放性骨折中使用内锁髓内针固定有逐渐增多的趋势,一期应用非扩髓带锁髓内针有可能与外固定架一样成为治疗Ⅲ型开放性骨折的方法之一。

4.应用抗生素

抗生素的使用极大地降低了开放性骨折的感染率。Patzakis 等在其前瞻性的随机研究中发现在一期闭合的开放性骨折中未使用抗生素的感染率为 24%,使用青链霉素者为 11%,而使用头孢菌素者仅为 6%。反复彻底清创、适当的伤口闭合及骨折端的稳定是预防感染的最根本和首要的步骤,因为决定感染发生的最主要的因素是开放性骨折的损伤程度和伤口污染的程度。Dellinger 在 240 例开放性骨折的回归分析中发现与感染的发生关系最密切的前 3 位因素是骨折的类型、内固定和外固定、小腿骨折,而预防感染最有效的方法是伤口的处理。

早期使用广谱抗生素 3~5 天是在开放性骨折中使用抗生素的原则。Worlock 的实验证明在清创术后 4 小时内应用抗生素是有效的,Bowers 报道在术后 6 小时应用抗生素不能降低感染的发生。故应用抗生素应在急诊室内,最迟也要在手术室内应用抗生素。在开放性骨折患者就诊时,大约 70% 的伤口已经受到污染,在过去致病菌主要是革兰阳性菌,而现在致病菌主要是革兰阴性菌,在细菌培养报告前,不能确定伤口污染的具体细菌,故应使用广谱抗生素,待细菌培养结果得出后,可根据细菌培养的结果调整使用抗生素

含有抗生素的菌株(PMMA):Ostermann 等总结了共 1085 例开放性骨折使用抗生素的情况,在清创后伤口内放置 PMMA 并结合全身使用抗生素,减少了抗生素的用量及其不良反应,伤口局部抗生素浓度升高,使感染率自 12% 降至3.7%。Seligson 在治疗ⅢC 型开放性骨折中使用 PMMA 也取得了满意结果。

5.有关截肢问题

由于骨科手术技术的发展,使过去常需采用截肢术的肢体得以保留。造成截肢术的主要原因是不可恢复的肢体血液循环和不可控制的感染。Hanson 认为虽然科技发展了内、外固定技术及显微外科技术,临床上越来越多地保留肢体,但最终结果与人们所期望能够正常负重行走的目标相差很大,保留的肢体功能尚不能达到令人满意的结果。

四、并发症

(一)骨折延迟愈合和不愈合

局部疼痛和反常活动是骨折延迟愈合和不愈合患者的临床症状。X 线片上显示骨折线清楚,无连续骨痂通过骨折线。肥大型不愈合的患者 6 个月时 X 线片可显示骨折端有硬化和骨痂生长;萎缩型不愈合的患者则骨端骨质减少无骨痂生长。骨折延迟愈合和不愈合的原因很多,但主要决定骨折本身,例如高能量的骨折,有皮肤、软组织缺损的开放性骨折,有 100% 移位的骨折,这些骨折比低能量损伤造成的骨折更易形成延迟和不愈合。如果有感染发生,形成不愈合的可能性大。骨折端分离移位或有完整的腓骨均能阻碍负重时骨端接触,可形成延迟或不愈合。不稳定的内或外固定使骨折端过量的活动得不到控制,易形成延迟和不愈合。

胫骨骨折不愈合可分为生物性和力学性。对生物性不愈合患者可采用植骨、扩髓、电刺激,软组织或带血管的组织转移,或者按 Ilizarov 法进行骨延长再生骨。如果骨不愈合与开放伤口有关,或者皮肤条件差,可行局部皮瓣或游离带血管蒂的皮瓣移植促进愈合。如果胫骨骨折纤维愈合对线、对位良好,通过骨折周围植骨可有利于骨愈合。使用电刺激治疗骨折延迟愈合,呈不愈合仍有争议,目前电刺激仅用于有手术禁忌证的患者。有明确假关节及明折端有大于 1 cm 间隙的患者不能使用电刺激。Basett 等利用脉冲电磁场和直流电刺激及石膏外固定成功治疗 127 例胫骨骨折不愈合患者。这种非创伤性的方法治疗内固定难

以实施的感染性不愈合较为有效。

如果胫骨髓腔连续性存在,使用不植骨闭合扩髓带锁髓内针方法治疗不愈合取得满意效果,如果行切开复位打髓内针则应加自体松质骨植骨,若有旋转不稳定则使用静力锁定,否则使用动力锁定较好。Court-Brown 等人分析了 33 例非感染性胫骨不愈合的病例,这些患者均为首先采用扩髓髓内针固定。治疗采用重新扩髓,更换新髓内针,对原闭合骨折 GustiloⅠ、Ⅱ、ⅢA 型开放性骨折未行植骨,对于 Gustilo B 骨折并伴有 2 cm 或周径 1/2 骨缺损者应行自体骨移植以促进骨愈。Wiss 等对 50 例首先采用外固定架治疗原始骨折而不愈合的患者进行了切开复位加压接骨板内固定,他们指出在对外固定架或石膏固定骨折而发生不愈合时患者使用加压接骨板螺钉内固定,松质骨植骨及早期负重有很好结果。Ilizarov 的牵开成骨理论和临床经验为治疗不愈合提供了另一有价值的方法,特别是对骨缺损、感染及短缩方面,使更多的肢体免遭截肢。尽管 Ilizarov方法常常需较长时间和费用,而且医师也需专用训练,但此法已成为治疗胫骨骨折的一种有价值方法之一。

(二)感染

胫骨骨髓炎及感染性不愈合是胫骨骨折最为严重的并发症,常导致截肢。感染易发生于下列情况:高能量损伤、有皮肤坏死的、开放损伤或切开复位内固定术后有皮肤缺损或皮瓣失败。

治疗感染性不愈合常需分步进行,一般采用先使骨愈合再消除感染,有皮肤缺损的需以软组织覆盖。对于对线好的不愈合可采用后外侧入路植骨以减少对不愈合处的干扰。使用外固定架能很好地固定骨折而且便于伤口观察处理。在骨缺损或腔隙处放置抗生素链有帮助控制感染而且能为晚期自体植骨提供空间。

使用内固定后感染者若内固定仍稳定,则可以保留内固定物到骨愈合实现,然而去除内固定同时切除坏死组织。如内固定已失效则需尽早取出并使用外固定架固定骨折。

(三)骨缺损

自体松质骨植骨是治疗骨缺损的有效方法,Harmon 报告在胫骨特别是前方缺损的患者使用后外侧入路植骨,植骨后胫腓骨之间能形成骨性连接。Ilizarov 技术使用环形带张力钢针外固定架行骨延长治疗骨缺损被很多学者提倡。在此项技术中,远离骨缺损处干骺端行皮质截骨,将一段骨逐渐向缺损处转

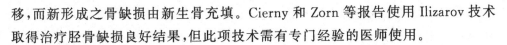

移,而新形成之骨缺损由新生骨充填。Cierny 和 Zorn 等报告使用 Ilizarov 技术取得治疗胫骨缺损良好结果,但此项技术需有专门经验的医师使用。

(四)畸形愈合

对于胫骨干畸形愈合需要手术矫正的标准至今尚无明确定义。有很多没有解剖复位的骨折同样获得满意功能恢复和外观结果。没有一个明确的移位比例来判断畸形愈合。完全移位的骨折可以牢固愈合,对线良好无成角,肢体功能恢复佳,但肢体外观有问题,这种情况往往不需手术治疗以获得解剖复位。

胫骨骨折后短缩较为常见,特别在早期负重时,短缩后骨折端相接触、加压,促进了骨折愈合。Samiento 指出短缩在 8 mm 内不会造成功能障碍,而 >2 cm 的短缩将使患者出现症状,常用穿矫形鞋,对患侧短缩肢体纠正。使用 Ilizarov 外固定架做肢体延长,有取得良好结果的报道。

截骨、内固定和植骨是治疗造成功能障碍畸形愈合的方法。加压接骨板和髓内针是最为常用的内固定方法。

(五)皮肤缺损

胫骨前内侧仅位于皮下,所以骨折往往造成皮肤损伤或缺损。首先应对皮缘和骨折周围软组织清创。对Ⅱ度和Ⅲ度开放性骨折,需要多次扩创来确定失活坏死软组织范围,此时往往开放伤口以便引流,3~5 天后关闭伤口。常用皮肤移植、局部皮瓣或带血管蒂游离皮瓣覆盖创面,较少使用交腿皮瓣。在暴露胫骨上直接植皮很少成功。如果Ⅰ期使用内固定稳定骨折,则大于 7~10 天关闭伤口感染率较高。

(六)血管损伤

高能量损伤所致粉碎、移位的开放胫骨骨折,特别是近 1/3 处的胫骨骨折,常易造成血管损伤,这是由于在胫骨近端胫前动脉从后方穿过骨间膜。动脉损伤常由于骨块直接刺伤,或由于骨块压迫及软组织肿胀阻塞血管。不可修复的动脉损伤将导致在损伤平面水平的截肢。

(七)筋膜间隔综合征

筋膜间隔综合征闭合骨折中前室筋膜间隔综合征发生率较高,在开放性骨折中也可发展成此症。如怀疑有筋膜间隔综合征的患者可使用压力测定仪测量前室内压力,明确诊断后应立即行筋膜减张术,因为肌肉组织只能耐受 6~8 小时的缺血,减张要彻底,皮肤待Ⅱ期关闭,骨折则以外固定架或不扩髓髓内针固定。

后室发生筋膜间隔综合征率比前室低,但后果同样严重,特别是深后室。患者小腿后方剧痛,跖侧感觉减弱,足趾跖屈力弱,被动背伸疼痛加剧。后室的筋膜综合征将造成足爪形畸形。后室压力测量与前室相同,一旦确诊后应彻底减张,常使用内侧切口,切断筋膜和间隔。

前外室筋膜间隔综合征常与其他室同时发生,单独出现很少。对于筋膜间隔综合征,最重要的是早期诊断和及时处理。

(八)神经损伤

在小腿由于创伤造成的原发神经损伤不常见。高能量损伤造成的胫腓骨近端骨折伴有严重内翻畸形或直接暴力作用于腓骨颈可以损伤腓神经。继发的神经损伤较为常见,严重软组织肿胀,石膏压迫腓骨颈部,应认真检查胫后、腓深和腓浅神经的功能,让患者做主动背伸和跖屈动作,检查第Ⅰ、Ⅱ趾间区域的皮肤感觉,骨折复位石膏固定时应在腓骨头颈部加软垫以防腓总神经受压。石膏固定后 48 小时内每隔 4 小时应检查足趾背伸和跖屈活动,确定没有石膏压迫情况。神经受压 1 小时将出现功能障碍,但如及时解除压迫则神经功能可以恢复。神经受压 6~12 小时将出现永久性损害。当怀疑有腓总神经受压时应立即拆除石膏并在腓骨颈处加软垫,如神经功能已出现损害,则足踝应以石膏后托固定维持中立位以等待神经功能的恢复,6 周后开始定期行肌电图检查以明确神经恢复情况,如 10~12 周内无恢复迹象,例如 Tinel 征无变化,肌电图无改变,则应考虑行神经探查和松解,或切除腓骨头以减压。如果足背伸活动完全丧失,行胫后肌前移能获得满意的功能恢复,而大多数患者可使用踝足肢具。

(九)关节僵硬和强直

胫骨骨折后产生关节的骨性或纤维性强直较少见,但膝、踝及距下关节僵硬可见。关节僵直的病因有人认为是固定时间过长所致。另外有人认为是原始软组织损伤或继发感染造成。往往上述病因共同作用,因为原始软组织损伤重的或感染的需要更长的关节固定时间。踝关节较膝关节更易强直。手术内固定的优点就是让患者尽早主动活动关节防止其僵硬。

创伤性关节炎:除非涉及关节内骨折,胫骨骨折后形成创伤性关节炎者少见。目前仍无法确定对线畸形与膝、踝关节创伤性关节炎的关系。Merchant 和 Dietz 随访了 108 例胫骨骨折患者中的 37 例,平均随访时间为 29 年,这些骨折均为闭合骨折或 Gustilo Ⅰ 度开放性骨折,并以保守治疗,结果发现对线畸形与创伤性关节炎的关系没有统计学意义。

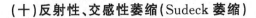

(十)反射性、交感性萎缩(Sudeck 萎缩)

Sudeck 萎缩多见于胫骨骨折后不能早期负重及石膏固定过长的患者,这些患者往往骨折及软组织损伤严重。其临床表现为早期肢体肿胀、痛疼,后期发生肢体萎缩,X 线表现为足和胫骨远端斑点状脱钙。治疗 Sudeck 萎缩的方法首先应消除肿胀和疼痛,可采用弹力绑带包扎肢体,间断抬高患肢,肌肉主动收缩的方法,随后拄拐部分负重,用支具、矫正器来纠正足畸形,如马蹄内翻足。随着负重逐渐增加,Sudeck 萎缩现象逐步消失。早期活动关节及负重可以减少 Sudeck 萎缩的发生。

(十一)再骨折

再骨折发生于石膏固定过早拆除或过大应力作用于胫骨强度未完全恢复的患者,常见于喜爱运动的年轻人。坚强固定的接骨板下骨质疏松是接骨板螺钉固定的并发症,去除内固定后 9 个月内在此薄弱区域内可发生再骨折,此外螺钉及钉孔可成为应力集中点而造成再骨折,螺钉孔往往需要 6 个月的时间才能充填以正常骨。大多数再骨折可采用石膏外固定并早期负重,如果出现延迟愈合则需内固定及植骨。

(十二)爪形趾畸形

后室肌肉缺血可以造成较严重的爪形趾畸形,胫骨前方的伸肌粘连一般不造成爪形趾畸形。无论治疗方法如何,应鼓励患者做伸屈足趾活动,被动活动也应每日至少 1 次。

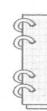

第八章 脊柱外科疾病

第一节 概 论

一、脊柱疾患的发病与临床特点

基于脊柱的特殊地位，脊柱疾患的发病与四肢疾患有所不同。首先脊柱位于身体的中央，是身体承重的重要部位，起到承上启下和中流砥柱的作用。因此维持脊柱的生物力学平衡非常重要，特别是在脊柱畸形矫正时，必须遵循这一原则。另外由椎体、椎间盘、椎板和周围韧带构成椎管，其中脊髓和马尾神经通过，并有神经根从此发出，脊柱疾患可累及周围的神经组织，造成神经症状和功能障碍，因此脊柱疾患的症状主要有几类。

(一)局部症状

1.疼痛

可出现颈痛、背痛、下腰痛和骶尾部疼痛。常常由于脊柱的生物力学平衡被破坏，机体出现的反应。

2.脊柱畸形

脊柱畸形是脊柱生物力学平衡被严重破坏机体的自我调节所致，有代偿和失代偿。如生理曲度减少、加大，平背畸形，后凸畸形，脊柱侧凸畸形等。

(二)神经症状

1.对日常生活的影响

站立、坐位、行走的影响。间歇性跛行是神经缺血的表现。

2.神经根的症状

上肢或下肢的疼痛、麻痛或放射痛，上肢或下肢无力、麻木等。在体征上可

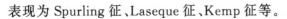

表现为 Spurling 征、Laseque 征、Kemp 征等。

3.脊髓功能障碍

在颈椎和胸椎病变时可能累及脊髓造成脊髓功能障碍。如果出现受累水平灰质障碍,则肌力下降,感觉迟钝。如果受累水平以下的白质障碍,则出现肌肉张力增高,腱反射亢进,本体感觉障碍和病理反射等。闭目难立是本体感觉障碍的表现。行走不稳与本体感觉障碍和下肢肌肉张力增高有关。

4.马尾神经功能障碍

脊柱疾患累及马尾神经时,或严重脊髓功能障碍时可表现为大、小便功能障碍:排尿延迟、尿势低下、残余尿、尿频、便秘、大小便失禁等。

(三)全身症状

1.呼吸功能影响

严重颈部和上胸部脊髓损伤的患者,由于肋间肌麻痹呼吸受到影响,可出现呼吸频快、呼吸浅、反向呼吸等缺氧的表现。严重者危及生命。另外,胸椎畸形可以影响胸廓的运动,对呼吸功能有一定的影响。

2.疼痛和神经功能障碍所继发的身体其他脏器的反应

如胸腰椎骨折的患者因后腹膜血肿,造成胃肠蠕动减弱;颈椎病可导致自主神经功能紊乱从而内脏功能异常等。

3.对患者心理影响

由于患者病痛和对症状的恐惧及对疾病的不了解,有时可出现对症状过度夸大的表现,此时表现为症状与体征不符,与影像表现不符。另外脊柱损伤导致的脊髓或神经功能障碍和手术继发神经功能障碍也会给患者造成极大的负面心理影响。这些心理因素对患者康复是极其不利的。

二、脊柱疾患的诊断与治疗原则

(一)脊柱疾患的诊断

1.病史和症状

(1)局部症状:骨、关节、韧带、椎间盘的病变可出现局部症状。要询问患者疼痛的部位、起因、疼痛的性质,持续的时间,何种状态可缓解,何种状态加重。对脊柱活动有无影响,既往有无外伤或局部手术病史。

(2)神经症状:可以从上肢、下肢、大小便功能障碍来分析。

上肢症状:上肢放射痛的部位和程度特别是颈肩痛与上肢活动的关系,有无触电感及部位程度如何,另外有无肌肉无力,肌肉萎缩。上肢的麻木等要予以关注。上肢的放射痛，局部的感觉运动障碍常是神经根的症状。另一方面，手指感觉麻木，手指灵巧运动障碍，特别是写字、用筷子、系扣子困难及手的内在肌萎缩可能有脊髓症状。

下肢症状：下肢放射痛的部位程度与下肢活动的关系，行走是否困难，有无间歇性跛行，有无肌肉萎缩，能否跳跃或快步行走。肌张力如何。能否上下阶梯，有时要区分脊髓和神经根障碍。

大小便功能障碍：尿频，排尿延迟，尿势低下，残尿感有可能是脊髓功能障碍；急性大小便失禁，则是急性脊髓损伤或马尾神经损伤。

（3）血管症状：颈椎病可能引起椎动脉循环障碍的症状，比如头晕、头颈部旋转运动后出现晕厥等。有时需要与心脑血管本身的疾病鉴别。

2.体征

首先局部压痛有无，特别是疼痛的部位，其次脊柱屈曲、伸展、旋转的活动性和由活动诱发的症状，特别是 Spurling 征、Kemp 征，在椎间孔狭窄时诱发神经根症状有诊断价值。

3.神经系统检查

在神经系统检查时，要区分脑、脊髓、神经根和末梢神经的障碍，神经障碍的程度，节段与影像之间的关系，在鉴别诊断时要区分中枢神经疾病和周围神经疾病。

（1）感觉的检查：针刺觉的检查，按皮肤感觉区检查感觉有无障碍，在脊髓功能障碍时有本体感觉障碍。有些手的灵活性异常常出自本体感觉障碍，所以要检查位置觉和震动觉。Romberg 征阳性就是本体感觉障碍的表现。

（2）肢体运动的检查：需要检查手指的精细运动，步行状态，上下肢的肌力检查，肌张力如何，在脊髓白质障碍时可出现下肢肌张力增高的现象。在神经根障碍时可出现肌张力降低和肌肉萎缩的现象。

（3）四肢肌腱反射：上运动神经元损害时可出现腱反射亢进，Hoffmann 征和 Wartenberg 征阳性。而椎体束的障碍也可使之出现腱反射亢进和病理反射的出现，Babinski 征阳性等。肌腱反射减弱时，要考虑神经根或末梢神经的功能障碍。

（4）其他的检查：排尿功能与泌尿系统的疾病鉴别。外周神经功能障碍与胸廓出口综合征、肘管综合征、腕管综合征鉴别。

4.影像学检查

影像学检查基于症状、体征而推测病变部位，并根据病情选择 X 线、CT 或磁共振检查,影像学检查应与神经系统检查相对应,在高龄者往往有影像学表现而无症状的不能诊断为疾病。反之,如果有症状但影像学检查阴性的情况,应考虑脊柱以外的疾病。

(1)X线平片:单纯X线片简便、经济、快捷,对一些疾病有筛选的作用,例如脊柱侧凸、脊柱滑脱、脊柱骨折、部分脊柱肿瘤、脊柱结核等。另外在颈椎和腰椎为了观察脊柱的稳定性常做过伸和过屈位的侧位片,在脊柱侧凸的患者手术前需要做左右侧曲的正位片。

(2)椎管造影片:椎管造影可以显示外界对硬膜的压迫,如椎间盘突出、椎管狭窄、椎管内肿瘤等。动力位拍片也可显示动态压迫。

(3)CT影像:CT可以看到水平断面的影像,由于脊柱各个组织的CT值不同对椎间盘突出,脊柱韧带骨化症,脊柱肿瘤有协助诊断的作用。在椎管造影后做CT(CTM)更能显示椎管内的神经受压的情况。在颈椎和胸椎可以测量脊髓的扁平率。

(4)磁共振检查(MRI):图像清晰,骨或软组织肿物不会被漏诊,无X线的暴露,是无创检查,而且矢状位、水平位、额状位的断层像都能显示,都是其显著的优点。在T_2加权像可以反映椎间盘的退变情况,也可以反映脊髓损伤变性状态。在椎间盘突出、脊柱肿瘤、脊柱韧带骨化症等疾病的组织变化明显。另外有些时候需要做加强磁共振,对椎管内占位和脱出的椎间盘有诊断和鉴别作用。

(5)椎间盘造影检查:虽然MRI能部分显示椎间盘的退变程度,但是纤维环的破损程度不能显示,有时需要结合椎间盘造影和造影后CT(即CTD),在行椎间盘造影时可检查患者是否有诱发痛,是确定椎间盘源性腰痛的主要检查。在极外侧椎间盘突出的患者椎间盘造影和CTD可能比MRI更能显示椎间盘突出的状况。

(6)选择性神经根造影和封闭:在多节段椎管狭窄的患者有时只是单节段的病变引起症状,而影像学上有时很难分清,常需要功能定位诊断,此时行选择性神经根造影和封闭,当封闭后症状消失,则可以断定封闭的就是引起症状的神经根,行神经根管减压就可以缓解症状。选择性神经根造影和封闭有功能定位诊断的作用。

5.其他辅助检查

神经电生理检查:肌电图、脊髓诱发电位等,能起到功能诊断的作用。另外超声波检查对脊柱和周围组织的肿瘤或感染有一定的辅助检查的作用。

（二）脊柱外科疾病的治疗原则

由于脊柱的特殊地位，脊柱外科疾病治疗的总原则是解除神经系统受压的状况，恢复生物力学的平衡和长期的稳定，从而改善患者的生活质量。

1.脊柱退行性疾病

对于脊柱退行性疾病的治疗原则就是治疗由疾病引起的局部症状和神经功能异常。而对于无症状的退行性变无须特别的关注。有些老年人虽然有脊柱退变，在影像上也有椎管狭窄，但无相应的神经症状，我们不能对此就做手术。因为手术的目的是改善患者的生活质量。另外对于脊柱退行性疾病是否保守治疗或手术治疗，要综合考虑患者的症状程度、病程进展的危险和预后、患者的生理和心理的承受能力等多方面因素。

（1）保守治疗与手术治疗的原则：在脊柱退行性疾病多数可以用保守治疗，如局部疼痛，甚至神经根型颈椎病、椎间盘突出、腰椎管狭窄、部分脊柱侧凸等。治疗方法可以通过休息、药物缓解症状，有时应用牵引、按摩和中医中药的方法也能缓解症状。

在一些情况下手术治疗是唯一的选择：①脊髓受到压迫并出现相应的功能异常表现时，例如脊髓型颈椎病。颈椎椎间盘突出压迫脊髓时，颈椎后纵韧带骨化脊髓受压时，胸椎黄韧带骨化或后纵韧带骨化脊髓受到压迫时，胸椎椎间盘突出等。因为脊髓受到压迫时可以造成脊髓缺血，严重时脊髓出现梗死，而脊髓内包含神经细胞和神经传导束，这些神经细胞一旦坏死是不能再生的，脊髓受压是不能通过任何保守方法改善的。②腰椎椎间盘突出或腰椎椎管狭窄造成马尾神经功能障碍时，此时不仅要手术而且应急诊手术，因为马尾神经障碍不在 24～48 小时内解除压迫，功能有可能不恢复。③另外一些情况可以在保守治疗不能得到满意的疗效时或患者要求改善症状时择期选择手术，如神经根型颈椎病、颈椎椎间盘突出单纯神经根受压时、腰椎椎间盘突出、腰椎椎管狭窄、脊柱畸形等。

（2）手术治疗的选择：脊柱外科手术的目的是解除神经系统受压的状况，恢复生物力学的平衡和长期的稳定。从而改善患者的生活质量。因此手术应遵循几个原则。

微创原则：任何手术都是对机体原有结构的破坏，重建新的结构。有时我们为解除神经的压迫不得不对脊柱周围软组织破坏，包括肌肉、韧带、小关节等。在不影响脊柱稳定的前提下应尽量采用微创的方法，例如应用椎间盘镜或小开窗治疗单纯腰椎椎间盘突出、单节段椎管狭窄等。

脊柱稳定原则：在已经出现脊柱不稳的情况和减压肯定破坏脊柱的稳定结

构的情况下,应该重新建立脊柱的稳定结构,行内固定手术。任何固定手术都要融合相应的脊柱节段,对周围节段有一定影响,在手术前应确定不稳定节段,尽量减少固定范围。

减压手术自上而下的原则:有些患者合并有颈椎、胸椎或腰椎的疾病。有可能都需要手术,在患者身体条件不能同时手术的情况下应首先做颈椎和胸椎,后做腰椎手术,因为颈椎、胸椎疾患是脊髓受到压迫,腰椎疾病是神经根障碍,减压是脊髓优先。同是脊髓受压,颈椎和胸椎同时出现脊髓受压时,上位脊髓优先,也应先解决颈椎的压迫。

2.脊柱创伤

对于脊柱创伤的治疗原则主要是稳定脊柱、预防畸形和解除神经的压迫。相比之下,稳定脊柱更加重要,因为不稳定的骨折脱位可能造成神经组织的进一步损伤。在脊柱创伤时,主要是受累神经受到损伤而压迫是次要的。另外在有些无骨折脱位的颈部脊髓损伤时,合并有椎管狭窄,扩大椎管只是改善脊髓血运对脊髓功能恢复有帮助,而脊髓损伤的程度更能决定患者的预后。

(1)手术治疗和保守治疗的选择:脊柱创伤最重要的是确定创伤对脊柱的稳定性的影响,对于稳定性的骨折,可以采取保守治疗的方法。对于不稳定的脊柱损伤应及时采用内固定手术重建脊柱的稳定性。对于稳定性的判断有很多方法,其中 Panjabi 评分和 Denis 三柱理论在临床上应用比较广。

(2)手术时机的选择:对于不稳定的脊柱创伤原则上应尽早手术,以稳定脊柱预防进一步的神经损伤和解除神经压迫,但是应考虑患者的全身状况在安全的前提下实施手术。

3.脊柱肿瘤

对于脊柱肿瘤的治疗原则是解除由肿瘤造成的神经压迫和局部症状以及在肿瘤切除后保持脊柱的稳定。由于脊柱部位转移瘤比较多或是神经系统的肿瘤,因此很难彻底清除。在切除肿瘤时应尽量保护神经组织,在切除肿瘤后遗留的缺损,影响脊柱稳定的应用内固定和骨替代的方法加强稳定性。另外手术后化疗和放疗对预后也有一定影响。

4.脊柱畸形

是脊柱生物力学平衡被严重破坏后机体的自我调节所致,有代偿和失代偿之分。如生理曲度减少、加大,平背畸形,后凸畸形,脊柱侧凸畸形等。脊柱畸形可以造成呼吸功能受限(严重的胸椎畸形)、脊髓受压、神经根受压等。脊柱畸形使脊柱受力不均匀而出现局部症状。

(1)保守治疗的选择:在畸形属于代偿期时即平衡存在时,可以通过观察和应用支具保守治疗。如特发性脊柱侧凸佩戴支具治疗。在保守治疗期间应定期随诊,观察畸形的变化。一旦出现失代偿的情况仍应考虑手术。

(2)手术矫形的选择:对于失代偿的畸形以及对脊髓神经和内脏功能有影响的脊柱畸形都应进行矫形。失代偿的畸形说明畸形很可能进一步发展,应及时矫形和做固定。某些代偿期的畸形患者出自美观和一些心理因素,也要求矫形。在进行矫形手术之前应充分进行手术前设计,根据术前脊柱的畸形和柔韧度确定矫正和固定的节段。充分了解并使患者了解手术后固定节段对身体的影响。防止手术后失平衡。手术前充分分析矫正角度与丧失脊柱活动度的利弊,并向患者告之。另外在矫正畸形时不能无限制地追求角度,而不顾脊髓神经的承受能力造成神经牵拉损伤。因此在矫正手术时应用脊髓诱发电位监测是必要的。

第二节 颈 椎 病

一、概述

颈椎病是指颈椎间盘退行性改变及继发椎间关节退行性改变所致脊髓、神经、血管损害而表现的相应症状和体征。颈椎病这一名词在我国已经沿用多年,近年来,很多学者开始倾向于使用"颈椎管狭窄症"这一概念,指除颈椎间盘突出症和后纵韧带骨化症外,由颈椎骨性或软组织结构的退行性改变导致椎管狭窄,颈髓或神经根受压迫而产生相应临床表现。

二、病因病理

颈椎病好发节段依次为 $C_{5/6}$、$C_{6/7}$、$C_{4/5}$,严重者可延及颈椎多节段。颈椎是脊柱中活动度最大的节段,运动负荷引起椎间盘退变、椎间隙变窄、椎体边缘产生骨赘(尤其后缘及后侧方钩椎关节增生的骨赘意义更大),退变过程还包括前后纵韧带、黄韧带变性松弛,引起椎体排列不良,最终产生颈椎管狭窄或椎间孔狭窄,压迫相应节段脊髓或神经根产生症状。另外颈椎退变也可能造成对椎动脉或交感神经的压迫和刺激。急慢性损伤可使已退变的颈椎损害加重而提前出现症状。发育性颈椎管狭窄(椎管矢状径<12 mm)的患者脊髓症状出现得

早,病情较重。

三、临床表现

颈椎病临床分型方法不尽相同,多用以下分型:神经根型颈椎病,脊髓型颈椎病,交感神经型颈椎病,椎动脉型颈椎病等,以前两型的诊断已明确达成共识,在本节中着重讨论。颈椎病产生的颈部、神经根、脊髓症状和体征与颈椎间盘突出症类似,后者发病更急,发病年龄更年轻。

(一)神经根型颈椎病

神经根型颈椎病系指颈椎椎间盘退行性改变及其继发性病理改变所导致神经根受压引起相应神经分布区疼痛为主临床表现的总称。颈椎椎间盘的退行性改变是颈椎病发生发展病理过程中最为重要的原因,在此基础上引起一系列继发性病理改变,如相邻椎体后缘及外侧缘的骨赘形成,关节突关节及钩椎关节的增生肥大,黄韧带的增厚及向椎管内形成皱褶,以上这些因素与椎间盘突出一道均可对颈神经根形成压迫。而颈椎椎管的发育性狭窄以及在椎间盘退变基础上发生的颈椎不稳也是造成颈神经根压迫的因素。好发年龄为 40～50 岁,以男性居多,与长期伏案等生活方式有关。症状可为一侧或两侧,通常为单根神经根受累,也可由多节段病变致两根或多根神经根受压。

神经根型颈椎病临床上症状发作过程可为急性或慢性。急性发作者年龄多在 30～40 岁,常发生于颈部外伤之后数日或以往有颈部外伤史。症状以疼痛为主,多先有颈肩痛,短期内加重并向上肢放射,其范围与受累神经根支配的皮节相一致,有神经定位价值。皮肤可有感觉麻木、过敏等表现,个别疼痛严重者呈强迫体位,如肩关节上举等。早期可有对应肌肉的痉挛疼痛,严重者出现肌无力,病程长的可出现肌萎缩。而病程表现为慢性者多系由急性发展而来,相当一部分患者为多根神经根受累。年龄多高于急性发作患者,表现为颈部钝痛及上肢放射痛,并可有肩胛部麻木感。

颈痛是颈椎椎间盘疾患最为常见的临床症状,但并非神经根型颈椎病所特有。疼痛可向肩部及肩胛骨内侧放射,也可伴有颈椎活动受限、椎旁肌肉痉挛以及椎旁压痛等,同时伴有头痛症状者也并非少见。疼痛的原因目前尚不明确,可能与颈椎椎间盘纤维环及韧带中非特异性感觉神经受到刺激有关,也可能与椎旁肌肉痉挛有关或与继发于小关节的骨性关节炎有关。根性痛是神经根型颈椎病最重要的临床表现,有时甚至是唯一的临床表现。由于多为单根神经根受累,疼痛常局限于颈、胸或上肢某一特定区域。颈椎旋转、侧屈或后伸可诱发根性痛或使其加剧。

查体中可发现颈肌痉挛,颈椎活动度下降,Jackson 征、Spurling 征阳性。相应神经根支配的部位皮肤感觉下降,肌肉无力萎缩,腱反射低下。具体检查方法如下。

Jackson 征:头正位略后仰,下压头部,颈背及臂放射痛为阳性。

Spurling 征:主要是用于检查神经根在根管通路上是否受到压迫。检查方法为头向一侧和后方压迫,出现同侧上肢放射样疼痛者为阳性。此动作可以使同侧的神经根管明显变窄,神经根型颈椎病是由于在根管部位神经根受到增生的骨赘或膨出的椎间盘的压迫而出现症状。这个检查是通过促进压迫加重使症状表现出来,是鉴别神经根型颈椎病和脊髓型颈椎病的重要检查。

颈牵引征:上牵头颅,颈及臂痛有缓解为阳性。

测量肌力最好让患者采取卧位。0 级:无肌肉收缩。1 级:有肌肉收缩,无关节运动。2 级:可有关节运动,但是不能抵抗重力。3 级:可抗重力,不能克服抵抗力。4 级:可以克服一定的抵抗力。5 级:足够克服抵抗力。肌力减退程度较轻时对上肢运动影响轻微,而病程进展缓慢时受损肌肉的功能尚可被其他肌肉代偿,患者常不易察觉,因此系统详细的体检对于诊断具有重要意义。腱反射有时可减弱,体检时应注意与对侧相比较。

在影像学上,X 线平片显示颈椎生理曲度消失,椎间高度下降,关节突关节、钩椎关节骨质增生,椎间孔变窄等征象。根据颈椎过屈过伸侧位片可对颈椎稳定程度进行判断。其判断依据主要有两椎体水平移位>3.5 mm 及相邻两椎间隙成角相差>11°。CT 扫描可见突出的椎间盘组织呈密度增高影,而 CT 显示椎间孔的骨性结构尤其出色。遗憾之处是神经根与椎间盘及黄韧带等在密度上差别不如腰椎明显,CTM 可弥补这一不足。MRI 颈椎椎间盘的信号一般要强于腰椎,其中央的髓核信号明显强于周围纤维环。脊髓组织信号为中等强度,其周围的脑脊液及硬膜囊信号较低。在 T_2 加权图像上,椎间盘的信号较 T_1 加权像明显增强,退变后的椎间盘信号则明显降低。MRI 可较为准确地显示突出的颈椎椎间盘组织对神经根的压迫,其中以轴位像更具诊断价值。但在钩椎关节增生肥大时与突出的椎间盘在 T_1 加权像上较难区分。

(二)脊髓型颈椎病

脊髓型颈椎病的基本原因是颈椎退行性变。其发病始于脊髓的外在因素,累及脊髓周围的骨与软组织,引起脊髓功能障碍。早期病变为退行性变,反应性骨质增生加大椎体在椎间盘水平的矢状径线。所形成的软骨骨赘向后突入椎管,减少脊髓的有效空间和血供。椎间隙狭窄又导致钩椎关节重叠,椎间关节骨关节病。来自钩椎关节和椎间关节的骨赘进一步减小椎管和神经孔的径线。黄韧带失去弹性、增厚、突入椎管是脊髓侧后方的重要压迫因素。这些机械因素对脊髓型颈椎病病理、生理学起到重要作用,可分为静态和动态两种因素。最重要的静态因素为椎管大小。发育性椎管狭窄被认为降低了各种结构压迫脊髓的累及效应引起症状和体征的阈值。其他静态因素为椎间盘突出,黄韧带增厚,钩椎关节及椎间关节骨赘等。动态因素主要为退变、炎症或创伤,这些因素引起韧带松弛,半脱位和对脊髓的"钳压"作用。即使无运动异常,椎体后缘骨赘及椎板或黄韧带的前突也会产生类似的"钳压"机制。脊髓型颈椎病的发作也与外伤有关,并且亚洲人发病率较高。

脊髓型颈椎病的临床表现复杂,服部发现脊髓受压的部分与临床表现有一定的规律,并对此进行分型。

服部Ⅰ型:脊髓中心部灰质受压。

服部Ⅱ型:扩大至侧索的后侧白质。

服部Ⅲ型:扩大至全部侧索多数患者上肢症状初发,指尖麻木,手笨拙感,继而出现行走不稳,痉挛步态,甚至大小便障碍等。查体表现为髓节障碍和白质障碍两大部分。髓节障碍为上颈髓灰质髓节分布区的感觉减退,肌力下降、肌肉萎缩、腱反射障碍。白质障碍为病变以下平面出现肌张力增高,腱反射亢进,病理征阳性。一些相应特殊检查方法如下。

闭目难立征(Romberg 征):直立,双足并拢,双臂前平举 15 秒,不稳为阳性。

直线连足征:双足交替,足跟贴足尖行走,不稳为阳性。

Lhermitte 征:检查方法为让患者屈曲或后伸颈部,出现沿着颈背部放电样疼痛的状态为阳性。Lhermitte 是神经内科医师,他发现脊髓侧索硬化等脊髓白质处于炎症状态时,做屈颈动作可以诱发患者出现沿着颈背部向下方的过电样疼痛。颈椎屈曲和伸展可以使颈髓移动,而脊髓又是被齿状韧带固定于硬膜,因此会出现微小的牵动。正常时这样的牵动不会有异样的感觉,但是脊髓白质炎症状态时,兴奋域值很低,会出现放电样的感觉。

10 秒手指屈伸试验:可判断脊髓内部髓节间的联络功能。检查方法为让患者用最快的速度屈伸手指,每一次必须完全伸直和屈曲,如果 10 秒钟 20 次以下为异常。伸直手指时需要屈曲的拮抗肌的同时松弛,反之亦然。这需要脊髓灰质的邻近髓节之间的迅速信息交换。如果脊髓受压导致髓节之间的联系不畅,手指屈伸的灵巧运动就会受限。

小指逃避征：让患者伸直双手手指，并手指并拢，小指不能合并为阳性。此征反映了手内在肌肌力下降，小指表现最明显。

Hoffmann 反射：可了解是否出现上位运动神经元的功能障碍。检查方法为将患者的中指掌指关节背伸，余指放松。迅速向掌侧弹拨中指末节，如果出现拇指内收动作为阳性。一般认为这是上肢的病理征的表现。有人认为其实只不过是上肢肌腱反射亢进的一种表现。因此阳性不一定有临床意义，但是如果强阳性或是单侧阳性就有重要的临床意义。

Wartenberg 征：可了解是否出现上位运动神经元的功能障碍。检查方法为将检者的拇指放在患者的 2～5 指的末节掌侧，用检查锤敲击，如果出现患者拇指屈曲动作为阳性。Wartenberg 征比 Hoffmann 征反射更容易出现。因此不够准确。一般认为这是上肢的病理征的表现。有人认为其实只不过是上肢肌腱反射亢进的一种表现。因此阳性不一定有临床意义，但是如果强阳性或是单侧阳性就有重要的临床意义。

Barre 征：①臂征，双臂前平举，前臂旋前，一段时间后肩及腕下垂为阳性。②腿征，俯卧，屈膝 45°，一段时间后膝及踝下垂为阳性。

Babinski 征：沿小趾侧刺划足底并转向大趾侧，大趾背伸，其余四趾扇形张开为阳性。

Chaddock 征：沿小趾侧刺划足背并转向大趾侧，大趾背伸，其余四趾扇形张开为阳性。

髌阵挛：股四头肌放松，突然下推髌骨并固定，四头肌不自主收缩带动髌骨跳动为阳性。

踝阵挛：小腿三头肌放松，突然背屈踝关节，三头肌不自主收缩带动踝关节跳动为阳性。

在影像学上，X 线平片表现与神经根型相似。脊髓造影可动态观察脊髓受压情况。CTM 可以在横断面观察脊髓受压情况。MRI 可显示脊髓的整体观，髓内的信号改变有利于病变性质的判断和神经定位。

四、鉴别诊断

中年以上的患者，根据病史、体检以及影像学检查，不难作出诊断。但不能忽视与脊髓、神经根本身的病变进行鉴别诊断。诊断神经根型颈椎病时应注意排除以下疾患。

（一）脊髓型颈椎病

当脊髓型颈椎病表现为一侧上肢症状时容易混淆，此时查体白质障碍表现

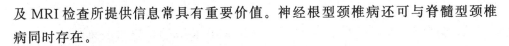

及 MRI 检查所提供信息常具有重要价值。神经根型颈椎病还可与脊髓型颈椎病同时存在。

(二)胸廓出口综合征

主要病因包括颈肋、前斜角肌肥厚，以及锁骨、肩胛骨喙突、第 1 肋骨畸形愈合或不愈合等。最常见的症状为上肢的疼痛、麻木或疲劳感，其次为肩部和肩胛部的疼痛，再次为颈部的疼痛。根据受压成分的不同可以神经、动脉或静脉受压症状为主，其中多数主要表现为神经受压症状，以臂丛下干受累机会为多，故常表现为尺神经支配区的损害症状。常用体检方法包括 Morley 试验、Adson 试验、Wright 试验、Eden 试验及 Roos 试验等。Wright 试验：坐位，挺胸，头后仰转向对侧，肩过度外展外旋，前臂旋后，桡动脉减弱或消失。本症的诊断应根据临床症状及上述试验结果综合判断，常规摄 X 线平片，必要时可行血管或臂丛造影及神经电生理检查。

(三)肩部疾患

如肩关节周围炎、肩袖损伤等。以肩部疼痛、活动障碍为突出症状，二者可合并存在，肩关节造影及 MRI 检查有助于明确诊断。

诊断脊髓型颈椎病须从髓节障碍和白质障碍两大方面进行鉴别。

(1)有髓节障碍可考虑中下位颈髓同部位的其他疾病；枕骨大孔部的肿瘤，可出现类似下位颈髓的定位症状，但是有面部的葱皮样和颈后部的感觉障碍。

(2)只有白质障碍可考虑颅内病变、多发脑梗死、高位颈椎畸形、肿瘤、颈胸椎后纵韧带骨化、胸椎黄韧带骨化等。

五、治疗

(一)非手术治疗

休息，制动，临床多用颈托限制颈椎的过度活动。牵引治疗适用于脊髓型以外的颈椎病，可松弛肌肉，减轻对神经根的刺激，加速炎性水肿的消退。颈牵引征阳性患者适于此项治疗。药物治疗多用非甾体消炎药、肌肉松弛剂及镇静剂进行对症治疗。神经根型还可行神经根封闭或颈硬膜外注射皮质类固醇，有一定的危险性。

(二)手术治疗

诊断明确，非手术治疗无效，或反复发作，或脊髓型颈椎病症状进行性加重者适于手术治疗。按手术入路分为前路和后路手术。

1.前路手术

适于颈椎间盘突出症,压迫节段不多于两个间隙的脊髓型颈椎病。首先要充分减压,然后要进行有效的融合,最传统的方法是植入三皮质自体髂骨,选择使用微型磨钻进行前路的矩形减压,要求切除骨性终板,两侧钩椎关节后缘的骨赘。亦可使用珊瑚人工骨加钛合金板进行融合手术。近年又进行人工间盘置换术,获得了较好的手术效果。

(1)矩形减压,珊瑚人工骨植骨钛板固定术手术方法:手术为了安全和无痛,原则上选择全麻的方法。手术前没有必要进行推拉喉结的练习。为了手术部位的美观,我们均采用颈前横切口。体位采取仰卧位。头部轻度后伸,向手术入路侧的对侧旋转30°。头部要固定。两肩使用宽胶带向尾侧牵拉并绑缚在手术床缘。入路应该分层次清楚切开颈阔肌,在胸锁乳突肌前缘钝性分离至颈椎前缘。使用曲形针头插入手术间隙透视或拍X线片确认间隙的正确性,这一过程非常重要,即使凭照经验找到手术间隙也不能省略此过程。在两侧的颈长肌内缘分离后,使用自动颈椎前路拉钩暴露切口。自1995年使用CASPAR自动拉钩,可以防止损伤颈部重要组织和节省助手的劳动。使用15号刀片自双侧钩椎关节内缘切除颈椎间盘。并用刮勺清除残余软骨终板。用专用椎体撑开器,适当撑开椎体,用微型磨钻切除上下骨性终板,特别注意切除后缘骨赘。剩余骨片用2 mm的椎板咬骨钳和髓核钳切除。选择适当的珊瑚人工骨块植入间隙,放松撑开器,使上下椎体加紧植骨块。选择合适的钛合金板进行固定。放置引流后缝合伤口。手术后颈托固定3个月。手术第2天下地开始功能锻炼。

(2)颈椎人工间盘置换术:手术适应证基本是过去的短节段前路融合手术适合的病例,但是原来单节段邻近间隙不好的病例融合选择比较困难,人工间盘反而容易决定。具体适应证,①颈椎间盘突出症;②单节段或双节段的颈椎病压迫脊髓或神经根,或明确造成顽固的交感神经型颈椎病的节段。

不应选择的条件:①明显的广泛颈椎管狭窄;②外伤性脱位骨折;③明显的颈椎不稳定;④准备手术的间隙活动已经消失;⑤颈椎后纵韧带骨化症。此外一个明确的颈椎间盘假体置换手术的禁忌证就是骨质疏松,因为椎间盘假体上、下两侧的金属终板有陷入邻近椎体的可能。

颈椎人工间盘置换术手术方法:术前根据CT扫描图像,确定准备植入的假体的直径。手术在全麻下进行,患者取仰卧位,头部中立位,用宽胶布固定头部和双肩,牵引下颌。C_6、C_7节段取颈前左侧横弧形切口,其余节段取颈前右侧横弧形切口。逐层分离,显露椎体后,于病变间隙插入标记针,C形臂机透视确定位置后放置 Bryan 间盘操作系统,切除病变椎间盘。用椎间撑开器撑开,安放双通道打磨导向器,确定磨削深度后,用盘状磨头精确打磨出人工椎间盘植入面的外形,使之与植入物能够严密配合。用磨钻磨除骨赘,取出后突的间盘组织并切开后纵韧带充分减压。在人工椎间盘假体中灌注无菌生理盐水并密封后,植入假体,C 形臂机透视确认位置满意后,按常规关闭切口。手术后颈托固定 2 周。手术第 2 天下地开始功能锻炼。

2.后路椎管成形手术

基本目的是通过椎板减压间接解除对脊髓的压迫。适于发育性颈椎管狭窄症、压迫节段超过两节的脊髓型颈椎病和后纵韧带骨化症。常见的术式包括平林法及黑川法。北京积水潭医院在后者的基础上进行了改进,用珊瑚人工骨桥替代了取自体骨,术式称为颈椎棘突纵割式椎管扩大珊瑚人工骨桥成形术。

(1)平林方法:切除棘突,将一侧椎板根部切开,对侧椎板根部用咬骨钳咬薄形成合叶,将椎板向一侧翻开并用线悬吊。方法简单,但是椎板开大的多少不好掌握。容易出现神经根减压综合征,轴性痛比较常见。

(2)黑川方法:保留棘突,使用细钻头将棘突从中线劈开,再椎板两侧的根部用微型磨钻制作纵沟,形成合叶。将椎板向两侧分开棘突间植入髂骨块用钢丝绑缚固定。

(3)颈椎棘突纵割式椎管扩大珊瑚人工骨桥成形术:首先使用特殊线锯一次性将 5 个棘突全部切开,使用微型磨钻制作两侧合叶,制作楔形珊瑚人工骨块置入棘突之间用 10 号丝线绑缚固定。为了减少轴性头痛,采用颈椎棘突纵割式椎管扩大珊瑚人工骨桥成形术 Ⅱ 型方法:C_3 椎板单纯切除以保障颈半棘肌不被破坏;C_7 棘突很重要予以保留,只进行椎板拱形潜行切除。效果很好。术后颈托固定 2 周,第二天起床锻炼。

第三节　腰椎退行性疾病

椎间盘组织承受人体躯干及上肢的重量,人在日常生活及劳动中,最容易受到劳损,其原因是,血液供应量少,营养甚为有限,从而容易发生退变。Conventry 报告,20 岁的青年人已有退行性变,20～30 岁有的已出现明显退变,纤维环出现裂隙。随着年龄的增长,髓核脱水而逐渐缩小至中心部,周围纤维环增厚。

髓核由蛋白多糖黏液样基质及纵横交错的胶原纤维网和软骨细胞构成。蛋白多糖含有膨胀性,使髓核具有弹力和膨胀的性能。随着年龄的增长,髓核和纤维环中,蛋白多糖下降,胶原纤维增加,髓核的弹性减弱,不能将压缩力转化为纤维环的切线应力,纤维环受力不均,导致纤维环的破裂。有的学者用 MRI 观察 245 例腰腿痛的患者,见到椎间盘退行性变,随年龄的增加而增加;到 50 岁时,20% 的患者 $L_{4/5}$ 及 L_5/S_1,椎间盘的脱水及退变明显。虽然有的患者椎间盘突出并不伴有退变,但退变与突出是相关的。

退变是与年龄有关的生物学变化,也就是老化过程,亦是衰老过程。

一、腰椎间盘突出症

在椎间盘突出症中,腰椎间盘突出症最为常见。调查资料表明,胸椎间盘突出症,仅占椎间盘突出症总例数的 0.2%～4%,而腰椎间盘突出症占 90% 左右。

(一)概述

腰椎间盘突出症系指因椎间盘变性纤维环破裂,髓核突出而刺激或压迫神经根,马尾神经所表现出的一种综合征;是腰腿痛最常见的原因之一。

腰椎间盘突出症多发生在 $L_{4/5}$、L_5/S_1,在此间隙的发生占 90%～96%,多个间隙同时发病者仅占 5%～22%。患病的年龄多在 20～50 岁,约占 80%,20 岁以下的发病者仅有 6%,有人统计 500 例的腰腿痛的患者中,腰椎间盘突出症占 18.6%。

(二)病因病理

1.椎间盘退行性变

椎间盘退行性变是多种因素、多种基因控制的结果,它是构成椎间盘突出症的基本因素。随着年龄的增长,髓核和纤维环含水量减少,原纤维变性及胶原纤维沉积增加,髓核失去弹性,纤维环退变。椎间盘这种退行性变,在外力压力之下,即刻发生破裂,导致椎间盘突出。

2.过度负荷

体力劳动者和举重运动员,因过度负荷,容易造成椎间盘过早的退变。当人体负重 100 kg 时,正常的椎间盘间隙变窄 1.0 mm,向侧方膨出 0.5 mm;而当椎间盘退变时,负荷同样重量,椎间盘压缩 1.5～2.0 mm,向侧方膨出 1.0 mm。当过度的腰部负荷时,例如弯腰提取重物,椎间盘内压增加,则容易造成纤维环破裂。

3.急性损伤

积累性伤力是椎间盘变性的主要诱发因素,例如反复弯腰、强力的扭转动作,最容易损伤椎间盘。急性损伤,例如腰背扭伤,可造成椎间盘内终板破裂,使髓核突入椎体内。

4.长期震动

汽车和拖拉机驾驶员在驾驶过程中,长期处于坐位及颠簸状态,腰椎间盘承受的压力较大。长期反复的椎间盘压力增高,可加速椎间盘的退变或突出。

5.遗传因素

临床研究发现,小于 20 岁的青少年患者,约 32% 有遗传家史;有色人种病的患病率较低。

6.妊娠

妊娠期间盆腔、下腰部各组织结构松弛,而且腰骶部又承受更大的重力,这必然增加了椎间盘的压力和损伤的机会。

腰椎间盘突出症主要有以下几种分型方法。

(1)病理分型:Mcnab 将椎间盘突出分为 5 种病理类型。①周围性纤维环膨出;②局限性纤维环膨出;③椎间盘突出,移位的髓核限于很少几层的纤维环内,切开纤维自行突出;④椎间盘脱出,移位的髓核穿过纤维环而进入后纵韧带之下;⑤椎间盘游离,突出的椎间盘髓核物质游离于椎管内,或硬膜内、椎孔间等,压迫神经根和马尾神经。

我国学者宋献文依据手术观察及椎间盘突出情况将突出分为 3 种病理类型:①完整型,纤维环外完整,突出球状。②骨膜下破裂型,纤维环仍可完整,突出物呈长椭圆形,高低不平,可向上或向下到相邻椎体后面。③椎管内破裂型,纤维环已破裂,突出物位于后纵韧带之下,或者游离到椎管中。

(2)腰椎间盘突出症的临床分类方法较多,临床上较为有用的分型:①膨隆型,纤维环有部分破裂,而表面完整。髓核因压力而向椎管局部隆起,表面光滑。这种类型的突出经保守治疗大多有效。②突出型,纤维环完全破坏,髓核突出椎管,仅有后纵韧带或一层纤维膜覆盖,表面呈菜花状。这种类型的突出常需手术治疗。③游离型,椎间盘破裂,椎间盘碎块脱入椎管内,或者完全游离。这种类型的椎间盘突出症,首选手术治疗。④Schmorl 结节及经骨突出型,Schmorl 结节是指髓核经上、下软骨板的发育发型中后天性裂隙,突入椎体松质骨内而形成的结节;而经骨突出型是指髓核沿椎体软骨终板和椎体之间的骨管通道,向前纵韧带方向突出,形成框体前缘的游离骨块。这两种形式的椎间盘突出,在临床上仅可引起腰痛,而不引起神经根症状,往往不需要手术治疗。

(三)临床表现

1.前驱症状

前驱症状指椎间盘突出症发病前的椎间盘退行性改变而引起的症状。腰椎退行性改变一般没有什么明显的症状。有时亦可出现下列症状:①急性腰痛的发生。往往是轻微的动作而诱发,例如弯腰洗脸,腰部剧痛,经卧床休息,或服用止痛药,甚至不经任何治疗而自愈。②腰痛反复发作。这种前驱症状的出现表明椎间盘退变或椎间关节不稳定,疼痛发生持续3天至1周左右。间歇期患者无腰痛。③慢性持续性腰痛。有这种症状的患者,往往有几年反复发生的急性腰痛病史,而是逐渐转变成持续性腰痛。

2.症状

(1)腰痛:腰痛是椎间盘突出症最先出现的症状,而且是多见的症状,发生率约为91%。腰痛主要发生在下腰背部或腰骶部。发生腰背痛的原因,主要是椎间盘突出时,刺激了外层纤维环及后纵韧带中的椎神经纤维。椎间盘突出较大时,刺激硬膜,可产生硬膜痛。疼痛性质一般为钝痛、放射痛或刺痛。活动时疼痛加重,休息或卧床后疼痛减轻。疼痛持续时间较长,经过一段时间可以缓解。

(2)坐骨神经痛:腰椎间盘突出症绝大多数患者发生在 $L_{4/5}$ 和 L_5/S_1 间隙,故容易引起坐骨神经痛,发生率达97%。坐骨神经痛多为逐渐发生,开始时为钝痛,而后逐渐加重。疼痛多呈放射性痛,由臀部、大腿后侧、小腿外侧到跟部或足背。坐骨神经痛多为单侧性疼痛。在某种姿势下,因活动或腹压增加导致疼痛加重,或突然出现触电般的放射痛,自腰部向下肢放射。

(3)腹股沟区或大腿内侧痛:高位的腰椎间盘突出症,突出的椎间盘可压近 L_1、L_2 和 L_3 神经根,出现相应的神经根支配的腹股沟区疼痛或大腿内侧疼痛。

(4)马尾综合征:向正后方向突出的髓核、游离的椎间盘组织,可压迫马尾神经,出现大小便障碍,鞍区感觉异常。多表现为急性尿潴留和排便不能自控。马尾综合征发生率为0.6%~24.4%。

(5)尾骨疼痛:腰椎间盘突出症的临床症状可出现尾骨疼痛。原因是突出的椎间盘组织移入骶管,刺激腰骶神经丛。

(6)肢体麻木感:有的患者不出现下肢疼痛而表现为肢体麻木感。此乃是椎间盘组织压迫刺激了本体感觉和触觉纤维而引发的麻木。

3.体征

(1)腰椎侧凸:它是一种姿势性代偿性畸形,有辅助诊断价值。例如,髓核突出在神经根外侧,上身向健侧弯曲,腰椎凸向患侧,这可松弛受压迫的神经根。

(2)腰部活动受限:腰椎间盘突出症的患者一般有腰部活动受限的表现。

(3)压痛及骶棘肌痉挛:89%腰椎间盘突出的患者,在病变间隙的棘突间有压痛。约1/3的患者有腰部骶棘肌痉挛。

(4)间歇性跛行:当患者走路时,随着行走距离增多,腰背痛加重,不得不停步。

(5)神经系统征象:80%患者出现感觉异常;70%患者出现肌力下降。突出压迫神经根严重时,可出现神经麻痹、肌肉瘫痪。还有的患者出现神经反射异常。

(6)直腿抬高试验阳性:令患者抬高下肢,抬高到60°以内,可出现坐骨神经痛。阳性率约90%。

(四)诊断标准

腰椎间盘突出症的诊断要依据病史、临床症状和体征做出印象诊断;再依靠特殊检查做出初步诊断;最后要做好鉴别诊断,除外其他疾病,才可明确诊断。

1.依据临床症状和体征

(1)腰痛。

(2)坐骨神经痛。

(3)马尾综合征。

(4)腰部活动受限。

(5)病变间隙棘突有压痛。

(6)直腿抬高试验阳性等。

2.依靠特殊的检查来诊断

(1)腰椎平片:腰椎下位片,腰椎可呈侧凸。侧凸多见于 $L_{4/5}$ 椎间盘突出。腰椎侧位片,对诊断腰椎间盘突出症有价值。当侧位片显示椎间隙前窄后宽时,提示腰间盘纤维环不完全破裂,髓核膨出。当椎间隙减小或明显狭窄,表明纤维环破裂,髓核突出。

(2)X线造影:可间接显示有无椎间盘突出及突出的程度,准确率达80%。

(3)CT检查:可显示骨性椎管形态,韧带是否增厚,椎间盘突出程度和方向,诊断价值较大。

（4）MRI检查：可全面观察腰椎间盘是否有病变，了解髓核突出程度和位置，并可鉴别椎管内有无其他占位性病变。

（5）电生理检查：可协助确定神经损伤的范围和程度。

3.鉴别诊断

腰椎间盘突出是造成腰背痛及腿痛的主要疾病，但许多疾病也有类似症状，因此须做好举例诊断、除外其他疾病，才可诊断为腰椎间盘突出症。需要鉴别的疾病：腰肌劳损，腰椎横突综合征，棘上、棘间韧带损伤，腰椎滑脱症，腰椎管狭窄症，腰椎结核，椎管内肿瘤，神经根及马尾肿瘤等。

（五）治疗方法

腰椎间盘突出症的治疗方法有非手术疗法和手术疗法之分。选择何种治疗方法，取决于此患者不同的病理阶段和患者的临床表现，以及患者的身体状况和心理状态。这两种疗法各有其指征。

1.非手术疗法

非手术疗法的目的是椎间盘突出的部分和受到刺激的神经根的炎性水肿得以消退，减轻并解除对神经根的刺激和压迫。

（1）非手术疗法的适应证：①初次发病，病程短者；②病程虽长，但症状及体征较轻的患者；③经特殊检查，突出较小的患者，由于全身性疾病或者局部皮肤疾病，不能施以手术者；④不同意手术的患者。

（2）非手术治疗的方法如下。

卧床休息：患者必须卧床休息，直到症状完全缓解。一般需卧床3周。3周后，带围腰起床活动。3个月内，不做弯腰持物动作。

持续牵引：牵引的目的是减轻椎间盘的压力，促使髓核不同程度的回纳；牵引可解除腰椎后关节的负载，同时可以解除肌肉痉挛。常用的牵引式有手法牵引、骨盆牵引等。

理疗、推拿和按摩：这种方法可以减轻椎间盘的压力，可使痉挛的肌肉松弛。

激素硬膜外注射：皮质激素是一种长效抗炎剂，可以减轻、消除神经根周围的炎症。

痛点封闭疗法：适用于腰部有明确的局限性压痛的腰椎间盘突出症的患者。常用2%普鲁卡因2～5 mL，或2%利多卡因2～10 mL施行痛点封闭。

髓核化学溶解：将胶原酶注入椎间盘内，或注入硬脊膜与突出的髓核之间。该酶能选择性溶解髓核和纤维环，但不损伤神经根，使椎间盘内压降低，使突出的髓核缩小，以达到缓解症状的目的。

2.手术疗法

(1)手术的适应证和禁忌证如下。

手术的适应证:①非手术疗法无效,症状继续加重者;②首次剧烈发生,患者因疼痛难以行动及入眠,患者被迫处于屈髋屈膝侧卧位者;③患者出现单根神经麻痹或马尾神经麻痹;④中年患者病史较长,影响工作和生活者;⑤经脊髓造影、CT、MRI检查;⑥保守疗法有效,但症状反复发生,且疼痛较重者;⑦椎间盘突出合并腰椎管狭窄者。

手术疗法禁忌证:①腰椎间盘突出症不影响生活工作者;②首次发作或多次发作,未经保守治疗;③腰椎间盘突出症并有较广泛的纤维组织炎、风湿症等症状;④临床疑诊为腰椎间盘突出症,但X线特殊检查未见有特殊征象。

(2)常用的手术方法:①后路髓核摘除术;②内镜下髓核摘除术;③人工髓核置换术;④侧路经皮髓核摘除术;⑤前路经腹膜或腹膜外髓核摘除术;⑥人工椎间盘置换术;⑦小切口椎间盘切除术等。

(六)预后与康复

手术疗效评定标准是对各种手术方法的客观评估,是术者共同遵循的指标。评定标准分为两类:一类是简单评定标准,例如中华骨科学会腰背痛手术评定标准;另一类为量化评定标准,例如日本骨科学会制定的腰背痛手术治疗评分(JOA评分)和Macnad评分。评价效果的期限,一般说来,术后1~2年为近期效果,3年以上为远期效果。

中华医学会骨科分会脊柱外科学组腰背痛手术评定标准为:①优。术前的症状缓解;腰部的活动度、直腿抬高试验及神经功能均恢复;恢复原来的工作和生活。②良。术前的症状部分缓解;腰部活动度、直腿抬高试验和神经功能部分改善;不能恢复原来的工作和生活。③差。治疗无效,或症状加重;有关体征无改善。

二、腰椎管狭窄症

(一)概述

腰椎管狭窄症是一种临床综合征,对其要领的理解以及分类方法争议较多。随着CT扫描技术的应用,提出了新的概念,现已被临床工作者所接受。

腰椎管狭窄症的定义并没有统一的认识。普遍认可的定义是指除外导致椎管狭窄的独立的临床疾病以外的任何原因引起的椎管、神经根管、椎间孔等的任何形式的狭窄,并引发马尾神经或神经根受压迫的综合征,称之为腰椎管狭窄症。

(二)病因病理

(1)发育性腰椎管狭窄:系指因发育异常而导致椎管狭窄。这种狭窄在没有后天压迫因素作用下,患者出现马尾或神经根受压迫症状。

(2)退变性腰椎管狭窄:亦称后天性腰椎管狭窄。腰椎管狭窄后天性居多,常在50～60岁发病。椎管的矢状径和(或)横径均减小。这是由于老化,腰椎小关节增生、椎板肥厚、黄韧带增厚所致。经测量,椎管矢状径在10～15 mm者应考虑为相对狭窄,而不足10 mm者为绝对狭窄。

(3)综合性致病因素:由先天性发育异常和后天性老化共同引致腰椎管狭窄。

(4)医源性腰椎管狭窄:腰椎疾病施行椎弓切除脊柱后方固定术,手术原因也可造成腰椎管狭窄。

(三)分类

1.发育性腰椎管狭窄

中央管狭窄,神经根管狭窄。

2.退变性腰椎管狭窄

中央管狭窄,神经根管狭窄。

3.混合性椎管狭窄

在发育性腰椎管狭窄的基础上,再加上退变因素的作用而引起狭窄。

(四)临床表现

1.症状

(1)下腰痛及坐骨神经痛:这是腰椎管狭窄最典型的症状,有时伴有感觉异常。

(2)神经源性间歇性跛行:患者行走一段路程后,大腿无力,常迫使患者坐下(间歇性跛行)。上山或前仰较下山或没仰行走时疼痛要轻。

2.体征

(1)间歇性跛行。

(2)神经根受压的体征:痛觉异常,肌力减退,腱反射异常等。

(3)马尾神经压迫征:中央管狭窄导致马尾神经压迫征,马鞍区及括约肌出现症状与体征。

(五)诊断标准

1.诊断原则

(1)要明确有否腰椎管狭窄。

(2)要清楚椎管狭窄的部位和范围。

(3)神经根受累的部位及水平。

(4)患者的临床表现是诊断的基础。

(5)依据临床表现,选择适当的辅助检查方法。

2.辅助检查方法

(1)X线平片:X线平片检查,只能提供间接征象,既不能肯定,也不能否定椎管狭窄的存在,但它能除外各种骨质破坏性疾病,这种检查是必要的。

(2)CT扫描检查:它是确定椎管狭窄存在的首选检查方法。它可观察到骨性结构,显示椎间盘、黄韧带、神经根的轮廓以及它们之间的关系。对椎管狭窄的程度可测量确定。

(3)磁共振检查:这种检查可以提供椎管的矢状面、冠状面及轴位横断面的影像。在鉴别诊断方面该项检查很有价值。但选项检查费用较高。

(六)治疗方法

1.非手术疗法

(1)卧床休息:一般卧床3~4周,可使下腰痛及神经根症状得以缓解。

(2)物理疗法:适当的物理疗法对消除腰痛是有利的。

(3)药物疗法:非甾体消炎止痛药对症治疗,可有效减轻疼痛症状。

2.手术疗法

(1)手术的适应证:①发育性腰椎管狭窄症;②括约肌功能障碍;③神经根传导功能严重丧失,有明显感觉缺失者;④反复发作影响工作和正常生活者。

(2)常用的手术方式:①减压术;②减压加融合术。

三、腰椎滑脱症

(一)概述

脊柱滑脱的病例中,腰椎滑脱最常见。脊柱滑脱指椎体在另一个椎体上向前或向后滑移,即是,某椎体相对于其邻近的椎体产生了滑移。滑移可向前方滑移,也可向后方滑移,更可向侧方滑移。Taillard将脊柱滑脱定义为"由于关节突间连续断裂或延长而引起的椎体与其椎弓根、横突和上关节突一同向前滑移。"

在脊柱滑脱的病例中,腰椎滑脱多见。成年人腰椎滑脱的发病率为 3%～4%,男女间的比例为 2：1,女性严重滑脱多见。6 岁以下儿童很少发生此病,20 岁左右的青年人,易发生腰椎滑脱。

(二)病因病理

1.发育不良性腰椎滑脱

这种类型的滑脱,通常发生在 L_5/S_1。此乃由先天性骶骨关节突,或 L_5 脊柱后方结构断裂,造成 L_5 全体滑向骶骨前方。

2.椎板峡部断裂所致腰椎滑脱

这是腰椎滑脱最常见的原因。多发生在腰骶部,其原因是椎板峡部断裂或骨折所致。

3.退行性变引起的腰椎滑脱

这种类型的滑脱,主要是由于老化,腰椎后方小关节发生退行性变而引起的滑脱,而椎板峡部并无异常。发病多见 L_3～L_5。常出现 L_5 神经根受压迫的临床表现。

4.外伤性腰椎滑脱

这种类型的腰椎滑脱,是由脊柱除峡部以外的部位骨折而引起的滑脱。

5.病理性腰椎滑脱

由于腰椎骨肿瘤、代谢性骨病而引起的腰椎滑脱。

6.医源性腰椎滑脱

由于在医疗中对脊椎后方结构过分减压而造成的滑脱。

应该提及的是几乎所有类型的腰椎滑脱大都伴有椎间盘退行性改变。

腰椎滑脱的程度分级有多种,常用的 Meyerding 分级用侧位 X 线平片对腰椎滑脱的椎体对应其下一椎体滑移的百分比:①Ⅰ度腰椎滑脱<25%;②Ⅱ度腰椎滑脱介于 26%～49%之间;③Ⅲ度腰椎滑脱在 50%～74%之间;④Ⅳ度腰椎滑脱在 75%～99%;⑤Ⅴ度腰椎滑脱,指椎体滑移至下一椎体水平以下,即所谓的完全滑脱。

(三)临床表现

1.主要症状

(1)多数腰椎滑脱的患者,并没有相关症状,仅在检查其他疾病时才发现本病。

(2)主要症状是腰背痛,其疼痛与过度活动、体育运动有关。

（3）退行性变时,腰椎滑脱多伴有明显的腰痛或坐骨神经痛。

2.主要体征

（1）儿童患有严重腰椎滑脱,行走时步态摇晃,站立时屈髋屈膝。

（2）有的患者出现间歇性跛行。

(四)诊断标准

腰椎滑脱的诊断要依据临床表现和X线平片检查。患者多以腰腿疼痛而求医。＜10％滑脱多不出现症状;10％～25％滑脱,可出现症状;而＞25％滑脱,多出现腰背痛,斜位X线平片可显示峡部断裂,如斜位X线平片不能确定峡部是否断裂,要做CT或断层扫描。磁共振检查有助于鉴别急性和应力性峡部骨折。

(五)治疗方法

1.保守疗法

非手术治疗可以获得一定治疗效果。卧床休息、牵引及支具保护,均可有效缓解症状。

2.手术疗法

保守疗法无效,或有神经损伤的患者,可施行手术治疗。根据手术适应证,可选用后路减压植骨融合内固定术。

四、腰椎不稳定

(一)概述

腰椎不稳定是腰椎退化过程的一个阶段,腰椎退变早期,椎间关节束松弛,导致后关节突的半脱位,便产生腰椎不稳定。由于不稳定的存在,对侧关节突也相继发生类似改变,在脊柱运动时,关节对合发生也移位,加重了腰椎不稳定。

腰椎不稳定实指腰部脊柱不稳定。它指在生理负荷的情况下,脊柱解剖结构产生了超出其生理限度的位移,从而引起疼痛或刺激脊髓、神经根而出现临床症状,腰椎的这种症候群称之为腰椎不稳定。

(二)病因病理

1.退变性腰椎不稳定

多由腰椎退行性改变而引起。

2.创伤性腰椎不稳定

多由腰椎骨骨折而引起,脊柱骨折占全身骨折的5％～6％。

3.肿瘤性腰椎不稳定

腰椎的肿物,特别是恶性肿瘤,常引起腰椎不稳定。

(三)临床表现

1.主要症状

(1)腰部虚脱感。

(2)半弯腰时,腰痛加剧。

(3)悬起时,腰臀部疼痛。

(4)坐位到站立及翻身时,腰痛加重。

(5)天气恶化时,可出现预报性腰部疼痛。

2.主要体征

(1)PLE试验阳性:患者取卧位,医师两手持患者小腿,使患者的膝关节伸直,在牵引状态下,快速抬高患者的小腿30 cm,患者出现强烈腰臀部疼痛。

(2)单腿上举试验:患者取平卧位,用力上举一侧下肢,腰部出现疼痛者为阳性。

(四)诊断标准

1.临床症状和体征检查

依据患者的临床症状和体征检查。

2.依靠影像学检查

(1)站立时X线片显示。

(2)椎间活动度>15°为阳性。

(3)椎体位移3 mm以上为阳性。

(4)过屈位椎间后方成角>5°为阳性。

(5)根据患者临床表现和检查所见,作出诊断。

(五)治疗方法

腰椎不稳定的治疗与腰椎滑脱治疗相似。

1.非手术疗法

(1)休息。

(2)理疗。

(3)支具保护。

(4)腰背肌肉功能训练。

2.手术疗法

腰椎不稳定合并腰椎间盘突出,或合并腰椎狭窄,则需考虑手术治疗,多用固定融合手术等。

第四节　强直性脊柱炎

一、概述

强直性脊柱炎是一种主要侵犯中轴骨骼,引起疼痛和进行性僵直的慢性炎症性疾病,该疾病主要侵犯骶髂关节,脊柱和髋关节,受累的脊柱和关节有迅速发生屈曲畸形骨性强直的趋势。强直性脊柱炎过去被认为是类风湿关节炎的一部分,但现代的研究表明强直性脊柱炎是一种独立的疾病,在风湿病学中将其称为血清学阴性的脊柱关节病。强直性脊柱炎的确切发病机制还不完全清楚,但与感染、遗传和自身免疫功能障碍有关。强直性脊柱炎有明显的家族聚集现象,与 HLA-B27 密切相关,强直性脊柱炎患者中有 88%～96% 的 HLA-B27 呈阳性,流行病学研究表明遗传是一个发病因素。但 HLA-B27 阴性的人群中也会有强直性脊柱炎发生,说明其他因素如环境对疾病的发生也可能是必需的因素。有研究表明肠道肺炎克雷伯杆菌感染与疾病的活动有直接的联系。

二、病因病理

强直性脊柱炎患者初期呈进行性炎症反应,主要发生在脊柱关节,也常发生在髋关节和肩关节,很少影响到周围关节。早期的组织病理改变发生在骶髂关节,单纯的骶髂关节炎并不常见,病变沿脊柱向上发展。炎症的原发部位在韧带和关节囊的附着处,早期局部充血、水肿和炎性细胞浸润,肉芽组织形成,然后很快纤维化和骨化,继发的骨化和修补的新生骨导致骨质硬化和关节强直。脊柱的最初损害是椎间盘纤维环和椎体边缘连接处的肉芽组织形成。纤维环外层形成的韧带骨赘不断发展成相邻椎体的骨桥,小关节软骨破坏和椎体终板软骨新生骨的形成,造成小关节强直和椎体方形变,形成 X 线所见的典型的竹节样改变。随着病变的发展,椎体前方变短后方相对拉长,使脊椎正常生理曲线破坏产生后凸,这就是驼背产生的病理基础。再加上患者喜欢屈髋屈膝仰卧或枕高枕,以减轻疼痛和不适,这是驼背产生的诱发因素。在病程早期驼背是可复的,患者平卧后驼背可自行矫正或减轻,劳累后驼背可加重,休息后可减轻。当疾病发展小关节破坏硬化后,畸形便成为固定的。患者站立行走时,身体重心前移,在重力的牵引作用下畸形可进一步加重。由于肋骨横突关节强直,使胸廓的活动度消失,患者只能靠膈肌活动来维持换气。晚期患者严重的后凸畸形使胸壁和腹壁靠近,胸腹腔脏器受压,产生呼吸、循环和消化系统功能障碍。

三、临床表现

典型的强直性脊柱炎的发病年龄在 15～20 岁。无明显诱因出现腰背疼痛和僵硬,疼痛可涉及臀部或大腿后部,僵硬以晨起明显活动后可有所缓解。随着病情的发展,轻微的体力劳动即可出现腰背疼痛,休息后也不缓解,腰背活动受限加重,逐渐出现胸腰椎后凸的驼背畸形。晚期患者整个脊柱强直,头部前伸,颈部强直,双眼不能直视前方,不能回头视物。双髋屈曲畸形,加重了驼背的程度。由于胸廓活动受限,呼吸功能下降。由于脊柱强直,易发生骨折。少数患者晚期会出现马尾神经功能障碍。强直性脊柱炎患者早期缺乏特异性的体征,主要表现为骨突部位的压痛,如跟骨、大转子、髂嵴、棘突和胸肋关节等部位,骶髂关节应力试验(Gaenslen 征)阳性提示骶髂关节病变。晚期患者可见胸腰椎明显的后凸畸形,站立位患者胸椎后凸增加,腰前凸减少,髋关节的固定屈曲畸形也较常见。脊柱活动度明显下降甚至消失,腰椎活动度检查 Schober 试验可提示腰椎活动度明显下降。胸廓活动度下降,扩胸度明显下降甚至为 0。强直性脊柱炎的关节外表现最常见的是急性前葡萄膜炎,典型表现是单侧急性发作,眼痛、畏光、流泪和视物模糊。临床实验室检查有 80% 的患者会出现红细胞沉降率增快,RF 阴性,血清肌酸磷酸激酶水平升高是疾病活动的较敏感和特异的指标。HLA-B27 检测阳性对诊断强直性脊柱炎有意义,但并不能作为确诊的指标。影像学检查在疾病早期阳性结果很少,放射性同位素骨扫描能在 X 线改变出现之前证实骶髂关节炎。典型的强直性脊柱炎 X 线改变最早出现在骶髂关节,1966 年制订的强直性脊柱炎纽约诊断标准将骶髂关节 X 线改变作如下分期:0 级,正常骶髂关节。Ⅰ级,可疑或极轻微的骶髂关节炎。Ⅱ级,轻度骶髂关节炎,局限性的侵蚀、硬化、关节边缘模糊,但关节间隙无改变。Ⅲ级,中度或进展性骶髂关节炎,伴有以下一项或以上变化,近关节区硬化,关节间隙变窄或增宽,骨质破坏或部分强直。Ⅳ级,严重异常,骶髂关节强直,融合,伴或不伴硬化。早期脊柱的X线改变表现为胸腰椎椎体前角呈方形,椎体骨质疏松经常伴有椎体终板凹度减少。椎体旁骨化表现为韧带骨赘形成,在纤维环处形成,在椎体间形成骨桥,晚期形成脊柱竹节样改变。脊柱的后方结构包括椎间关节囊,棘间韧带,棘上韧带和黄韧带也会受到侵犯形成骨化,在 X 线上呈电车轨样改变。晚期胸腰段脊柱出现均匀的后凸,正常的生理性弯曲消失。强直性脊柱炎患者上颈椎可出现反常的过度活动,出现寰枢椎不稳定。强直性脊柱炎患者周围关节随着炎症的发展会出现骨量减少,关节侵蚀和骨化,后期出现关节融合。在周围关节中髋关节比其他关节更容易受到炎症的侵蚀破坏,引起双侧对称性关节间隙狭窄,软骨下骨不规则骨化,髋臼和股骨头关节面外缘骨赘形成,晚期出现髋关节强直。

四、诊断标准

强直性脊柱炎典型病例临床特征突出,本病主要依靠临床表现来诊断。具有诊断意义的临床特征包括炎性脊柱痛(40 岁前发病,隐袭起病,持续 3 个月以上,有晨僵活动后减轻),胸痛,交替性臀部疼痛,急性前葡萄膜炎,滑膜炎(下肢为主,非对称性),肌腱端炎,X 线示骶髂关节炎,有阳性家族史。修订的强直性脊柱炎的诊断标准如下。

临床标准:①下腰痛持续至少 3 个月,活动后可缓解;②腰椎在垂直和水平面的活动受限;③扩胸度较同年龄性别的正常人降低。

确诊标准:具备单侧 3～4 级或双侧 2～4 级骶髂关节炎,加上临床标准中的至少 1 条。

强直性脊柱炎的治疗目的是缓解疼痛和僵硬感。有研究表明强直性脊柱炎患者患病 20 年后仍有 85% 以上的患者每天有疼痛和僵硬感,超过 60% 的患者需要使用药物治疗。通过应用非甾体类药物可以很好的控制疼痛和僵硬感,但药物治疗的目的是使患者能够参加正规的运动锻炼计划,定期做运动锻炼对减少或防止畸形和残废是最重要的治疗方法。嘱患者必须直立行走,定期做背部的伸展运动。睡硬板床并去枕平卧,避免卷曲侧卧。劝患者戒烟,定期做深呼吸运动以维持正常的胸廓扩展度。游泳是强直性脊柱炎患者最好的运动方式。经常性的运动锻炼和非甾类药物成功的治疗了大多数患者,但仍有部分患者需使用糖皮质激素和抗风湿药物(如柳氮磺胺吡啶、甲氨蝶呤等)。

五、治疗方法

大多数强直性脊柱炎患者不需要进行外科治疗,外科治疗适用于严重的固定屈曲畸形,脊柱骨折和脊柱椎间盘炎。强直性脊柱炎导致的固定屈曲畸形并不是都需要矫正,伴有严重疼痛和神经功能障碍的固定屈曲畸形是手术的适应证。当屈曲畸形进展终止后疼痛并不是患者最严重的症状,但当患者脊柱出现的代偿性屈曲时常引起疼痛,特别是在颈椎保留一定的活动度出现过度前凸时。由于患者的脊柱处于融合固定的状态,在没有出现骨折和椎间盘炎时一般很少出现神经功能障碍。只有那些严重的屈曲畸形使患者不能向前直视,对日常生活带来严重限制的病例才需要手术矫正畸形。对脊柱严重的屈曲畸形同时伴有髋关节固定的屈曲畸形的病例,当髋关节有足够的活动度时,可以代偿脊柱的畸形,因此在进行脊柱矫正手术之前需先行髋关节置换手术。脊柱矫正术前对患者的脊柱的整体畸形情况和脊柱的平衡状况进行评价,有助于帮助术者选择最佳的截骨位置。术前应确定脊柱畸形的主要位置,在此位置截骨可以获得最大的矫正效果。胸腰椎后凸畸形的患者可以分为两类,一类是单纯胸椎存在后凸畸形颈椎和腰椎前凸正常,另一类是整个胸腰椎存在后凸畸形腰椎前凸消失。对第一类患者只需要在胸椎的主要畸形部位进行截骨来矫正畸形,对第二类患者建议使用腰椎的伸展性截骨来矫正畸形。现在常用的截骨方式主要有开放和闭合楔形截骨两种方式,同时配合以坚强的内固定和植骨融合。积水潭医院主要采用的是经椎弓根的闭合楔形截骨的方式,术中采用微型电动磨钻磨除双侧椎弓根,然后经椎弓根在椎体内行楔形截骨,在截骨完成后闭合截骨面,行椎弓根螺钉内固定。此种截骨方式在椎体内完成,避免了经椎间截骨导致术后椎间孔变小产生神经根的嵌压。此种方法使脊柱短缩,避免了对脊髓和前方血管的牵拉,且截骨后接触面为松质骨,稳定性强易于术后愈合。该方法使用微型磨钻进行截骨,有利于术中对截骨面的止血,减少了术中的出血量,且使用磨钻避免了使用骨刀等器械进行截骨时因震动产生脊髓损伤的可能性,但需要术者有熟练使用磨钻的经验。因强直性脊柱炎患者多存在明显的骨质疏松,不能提供坚强内固定所需的骨质,因此有时需要延长固定的节段以分散应力降低内固定失效的风险。因强直性脊柱炎患者脊柱强直,截骨处应力集中,因此术中需进行可靠的植骨融合,以降低术后植骨不愈合,假关节形成和内固定失效的风险。此类手术术后患者需佩戴定做的胸腰支具,以减少因术后患者下床活动产生的应力降低手术失败的风险。因椎体的宽度有限,因此单椎体截骨所能提供的矫正度数有限,根据积水潭医院的经验,一般最大矫正度数在 $40°$ 左右,有时为矫正更大屈曲畸形需进行多椎体截骨。文献报道截骨手术的并发症主要有脊髓损伤神经损伤、术后肺炎、肺栓塞等,手术麻醉风险大,因此术前对患者的全身情况需做全面评估详细准备。此外术后截骨处不愈合,内固定失效也有报道,这要求手术过程中对植骨融合应予以足够的重视,术后密切随访观察。

强直性脊柱炎患者由于脊柱处于强直状态无活动性,即使是发生轻微的损伤,也很容易发生脊柱骨折。这种骨折是继发于全面的骨质疏松和脊柱韧带骨化的病理性骨折,脊柱因为广泛融合失去正常的弹性而不能吸收损伤的能量。

骨折最常发生在胸腰结合部,其次是颈中段,由于骨量减少和畸形的存在,X线有时很难发现这种骨折,CT有助于诊断隐性骨折。严重的强直性脊柱炎骨折极不稳定,前方和后方韧带结构的骨化使脊柱变成一个僵硬的环,因此不会发生单柱骨折,一旦发生即为三柱骨折,极不稳定。强直性脊柱炎脊柱骨折伴随神经损伤的发生率高,有文献报道此类骨折合并脊髓损伤的发生率是普通人的2倍。由于骨折的不稳定性对此类骨折应积极采用手术治疗,且因为骨质疏松的存在较传统的骨折固定要延长手术固定的节段,同时注重术中的植骨融合。有些学者建议同时行前路植骨融合,术中也可以用骨折部位作后凸畸形的矫正。术后需要使用支具外固定直至骨折的完全愈合。

在强直性脊柱炎患者中脊柱椎间盘炎的发生率有报道为5%,有的学者报道可以高达23%。脊柱椎间盘炎可以无症状,但大多数患者会出现疼痛伴有畸形加重。现在大部分学者认为脊柱椎间盘炎是由于骨折慢性骨不愈合所形成的假关节。脊柱椎间盘炎的治疗原则与急性骨折类似,但应注意脊柱椎间盘炎在假关节部位是否存在局部狭窄,如存在狭窄可能在手术固定的同时需行减压手术。

强直性脊柱炎患者累及颈椎常见的问题为寰枢椎半脱位、不稳定的枢椎下方的骨折畸形、寰枕关节破坏、固定的颈椎或颈胸连接处后凸畸形。颈椎坚固融合导致枕颈连接处应力增加,此外横韧带炎症反应和其骨性附着点的充血也容易导致寰枢椎脱位或半脱位。对有明显神经压迫症状的寰枢椎不稳定患者需手术治疗,建议使用Brooks法或Gallie法。如伴有寰枢椎不稳定的强直性脊柱炎患者的颈椎保留有一定的活动度,在术中可同时应用Magerl法,以加强寰枢椎的固定强度,提高融合率。但如果此类患者的颈椎僵直在前凸位,在施行Magerl手术时可能因缺乏入针角度而导致手术无法进行。寰枕关节破坏,其轻微的持续的活动可导致剧烈的疼痛,当药物治疗和颈托固定不能控制疼痛时,要进行枕颈融合术,具体术式建议采用枕颈钢丝固定或枕颈钢板固定。强直性脊柱炎患者出现颈椎后凸畸形,可导致视野显著受限,严重的可出现开口困难和颏触胸畸形。颈胸连接处的骨折容易被漏诊导致继发的颈椎后凸畸形,对严重的后凸畸形可采用截骨术矫正后凸畸形,但此术式难度较大,风险较高,需做好详细的术前评估和设计,并由有经验的医师施行。

六、预后和康复

强直性脊柱炎是一种炎症性疾病,主要引起疼痛和进行性僵硬,对该疾病应予以足够的重视,争取做到早期诊断。对早期患者应予以非甾类抗炎药物治疗控制炎症,避免炎症对关节造成进行性破坏导致晚期的脊柱强直,对早期患者应予以合理的指导,包括保持适当的姿势和伸展锻炼以预防脊柱畸形的出现。对晚期患者出现严重的脊柱屈曲畸形可采用外科手术矫正畸形改善患者的生活质量。

第五节 脊柱骨折

一、上颈椎损伤

(一)概述

上颈椎包括寰椎和枢椎,并涉及寰枕和寰枢关节。上颈椎损伤后不但会造成寰枢椎脱位,同时也可能伴有脊椎其他部位的骨折。诊断时要注意有无合并头面部的外伤。另外,在诊断时还要与齿突发育不全,先天性寰枢椎半脱位相鉴别。

(二)病因病理

大约80%的上颈椎损伤都是由头部和身体加速撞击到某个静止的物体上造成的,因此头面部的挫伤、裂伤或骨折,都应联想到上颈椎损伤的可能。屈曲暴力常作用在寰枢关节,造成齿突的骨折,严重时还会造成横韧带的断裂,引起寰枢关节脱位。过伸的暴力不常见,但也会使齿突发生骨折,并向后移位。垂直作用力由颅骨传导至寰椎,可以造成其侧块的骨折(如 Jefferson 骨折),若开口位寰椎侧块移位超过 7 mm,则提示存在横韧带的撕裂。

1.寰枕脱位

下腭部受到过伸、牵引等复合作用力,会使关节周围的软组织断裂(包括翼状韧带、盖膜等)。这类的骨折多见于高能量的车祸伤或全身多发创伤。受伤机制被认为是寰枕关节受到了过伸、牵张和旋转的组合暴力所致。

2.寰椎骨折

(1)寰椎粉碎骨折:头部受到轴向的压缩力而造成损伤,按照作用力是否对称地通过双侧枕骨髁到达寰椎,可以将骨折分成不同的类型,包括前弓、后弓以

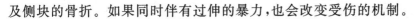

及侧块的骨折。如果同时伴有过伸的暴力,也会改变受伤的机制。

(2)后弓骨折:过伸压缩力而造成后弓骨折。

(3)外侧块骨折:侧屈压缩力会造成外侧块骨折。

3.枢椎骨折

(1)齿突骨折:按骨折部位分型可分为Ⅰ型(齿突上部骨折),Ⅱ型(齿突基底部骨折),Ⅲ型(枢椎椎体上部骨折)。Ⅰ型较少见,Ⅱ型最多见,生物力学实验证实此类骨折的发生主要是齿突受到了侧方或斜向的暴力所致。

(2)枢椎峡部骨折(Hangman 骨折):过伸和屈曲的作用力会造成枢椎双侧椎弓根的骨折,外伤性的枢椎峡部骨折以前常见于绞刑。按照 Levine 分型:Ⅰ型骨折是指骨折端无成角,并且移位不超过 3 mm;Ⅱ型是指骨折移位超过 3 mm;ⅡA 型是指骨折不但发生了移位,而且 $C_{2/3}$ 间盘损伤严重,发生了明显的成角畸形,仅有前纵韧带保持完整;Ⅲ型是指峡部发生了骨折脱位,出现 $C_{2/3}$ 小关节的交锁,Levine 认为它属于一种原发性的屈曲-压缩性损伤。

(3)枢椎椎体骨折:多为轴向压缩力所致,椎体的斜型骨折和泪滴骨折较常见,而横行骨折少见。

4.寰枢椎脱位

(1)前脱位:最多见。寰椎横韧带断裂及齿突骨折会造成寰枢椎的脱位。寰椎齿突间距离超过 3 mm 时,就应怀疑有脱位的存在。

(2)后脱位:牵张过伸型作用力会造成后脱位。

(3)寰枢椎旋转固定:好发于 10 岁以下小儿。外伤以及炎症是主要的病因。急性或亚急性的炎症后,会出现斜颈和颈椎的侧屈。

(三)临床表现

严重上颈椎损伤的患者可以出现昏迷、意识障碍、四肢瘫痪以及神经源性休克。触诊可以发现患者枕后部有明显压痛,局部肿胀一般不明显。如果为完全性的脊髓损伤,则胸式和腹式呼吸均消失,患者会出现明显的发绀,并感觉呼吸困难,而如果为不完全性损伤,膈神经支配的膈肌还会进行腹式呼吸,患者就不会出现严重的缺氧。

寰椎骨折经常与颈椎的其他骨折合并出现,它本身很少造成神经损伤,患者常出现上颈部的疼痛,并有"不稳定"感。寰椎横韧带的完整性是决定上述骨折稳定性的重要依据。一共有 4 种方法可以用来评估横韧带的损伤与否:①最简单的方法是做寰椎的 CT 平扫,如果发现横韧带附着点的骨块发生了骨折移位,则可证明横韧带已失去了功能;②Spence 提出可以拍颈椎的开口位片,如果 C_1

的侧块相对于 C_2 发生了移位,并且两侧加起来超过 6.9 mm,即提示横韧带已断裂;③在颈椎侧位片上,观察 C_1 前弓的后缘与 C_2 齿突前缘的距离(ADI),如果在成年人超过 3 mm,或儿童超过 4 mm,则提示横韧带已断裂;④如果上述 3 种方法都无法明确,可以做 MRI 来直接评估韧带的完整性。

(四)治疗方法

1.寰枕脱位

一般保守治疗无效,通常需行后路切开寰枕融合内固定术。

2.寰椎骨折

如果侧块移位<7 mm,则横韧带完整,属于稳定性骨折,保守治疗如佩戴硬支具或 halo 架即可,而如移位超过 7 mm,横韧带已断裂,则为不稳定骨折,需要后路融合内固定治疗。

3.枢椎骨折

Hangman 骨折通常都会伴有移位或旋转,故一般需要行颅骨牵引将骨折复位后,再做后路寰枢椎融合内固定术。齿突骨折后会造成寰椎向后脱位,进而压迫脊髓,从而需要手术治疗。新鲜的骨折可采用前路,打入 1 枚或 2 枚空心螺钉来固定,而陈旧的齿突骨折,如果能复位,可以行后路 Magerl+Brooks 手术;如果已无法复位,也可以行寰椎后弓切除,单独 Magerl 手术固定。Ⅲ型骨折的骨折线主要经过松质骨,故一般均会自行愈合。

4.寰枢椎脱位

以前脱位最常见。一旦诊断成立,均需行后路融合内固定术。

(五)预后与康复

上颈椎损伤的预后直接与脊髓损伤的严重程度有关。如果脊髓损伤为完全性,特别是胸式及腹式呼吸完全丧失的患者,尽管可以采用呼吸机辅助持续通气,但患者的病死率很高。如果脊髓损伤为不完全性,膈肌还有功能,则患者术后仍有可能依靠自主呼吸生活,同时进行肢体和二便功能的康复锻炼。而如果患者没有出现脊髓损伤,如一些齿突骨折,则患者在术后佩戴 3 个月左右的颈托后,即可适应一般的日常生活。

二、下颈椎损伤($C_3 \sim T_1$)

(一)概述

C_3 椎体以下各个椎体的解剖形态大同小异,它们通过自身的关节相互连接,限制颈椎的过度屈、伸以及旋转。在 1984 年,Denis 提出了胸腰段骨折的三柱理论后,后人也把它应用到颈椎骨折上:前柱主要包括前纵韧带、间盘及椎体的前1/2;中柱包括后纵韧带、间盘及椎体的后 1/2;后柱则包括椎弓根、小关节、椎板和棘上、棘间韧带等结构。前、中柱中主要抵抗压缩负荷的是椎体和间盘,而抵抗牵张的主要是前、后纵韧带和位于前、后侧的纤维环。而在后柱中,侧块和小关节抵抗压缩负荷,关节囊和后方的韧带抵抗牵张。骨折类型主要为压缩骨折、泪滴骨折、骨折脱位、独立的棘突骨折等。同时也要注意是否存在椎板和后方韧带复合物等的损伤。

(二)病因和病理

下颈椎的骨或韧带结构由于受到超过生理载荷的应力而发生骨折或脱位,从而造成不稳定。Panjabi 通过力学试验将这种不稳定定义为:相邻的椎体间移位超过 3.5 mm,或成角超过 11°。骨折造成的急性不稳定来自两方面:前方椎体的严重压缩或者后方小关节的损伤,这些都会造成颈椎发生脱位以及异常的成角。下颈椎的损伤多继发于以下的作用力,如屈曲、过伸、侧旋、轴向负荷等等,它们一般多单独致伤,也有时会组合在一起。

(三)临床表现

多数下颈椎损伤的患者都会出现明显的颈部疼痛,持续不缓解,并自觉颈部出现"不稳定感",颈部后方的压痛。神经系统的查体结果与脊髓损伤的程度相关,可以包括正常(压缩骨折),不全瘫和严重的四肢瘫等。

1.压缩骨折

屈曲压缩作用力会使椎体发生楔形变,以前高丢失为主,椎体后柱保持完整,CT 显示无椎管内占位,而椎体后方的椎间关节,椎弓和棘突,后方韧带复合物未受损伤。

2.泪滴骨折

颈椎在屈曲位时受到压缩力而造成泪滴骨折,会产生椎体前下方的三角形骨片。X 线片可以显示椎体发生了楔形变,前高丢失,并且下方出现三角形骨折块。此骨折单独发生也会造成严重的脊髓损伤。

3.爆裂骨折

已发生泪滴骨折的椎体在冠状面发生垂直压缩骨折,即产生了爆裂骨折,它累及了椎体的前柱和中柱,有时还会损伤后柱,如发生椎弓根的骨折等。爆裂骨折主要表现以前髓的症状为主,表现为受伤平面以下肢体浅感觉、运动和二便功能的障碍,而脊髓后索保持完整,患者会保留一定的深感觉(如位置觉)。X线片可以显示椎体发生了楔形变,后凸畸形,CT显示会有碎骨折块突入椎管内,造成严重的脊髓损伤。

4.骨折脱位

此类患者多表现为完全性的脊髓损伤,表现为损伤平面以下的感觉、运动以及大、小便功能完全丧失,胸式呼吸消失,仅存腹式呼吸,并由于交感神经张力下降,迷走神经兴奋性相对增高而出现神经源性休克,表现为血压下降的同时,心率也随之减慢。而若发生颈椎较高节段的脱位,膈肌的功能也会丧失,患者会出现严重的呼吸障碍,如抢救不及时会迅速死亡。

(1)屈曲脱位:此类脱位的作用机制主要是屈曲的作用力使得椎体的下关节突越过下位椎体的上关节突,进而固定在脱位的位置上,这种脱位会造成上位椎体相对于下位椎体明显向前方移位,CT平扫会显示脱位的下位椎体上关节突裸露地朝向背侧,形成"裸关节征",这种脱位会造成严重的脊髓损伤。

(2)过伸压缩性损伤:旋转过伸型的作用力会造成下关节突基底或椎弓根的骨折,从而造成椎体向前脱位。

5.棘突骨折

屈曲作用力会造成单独棘突的骨折,也可以认为是肌肉附着点处的棘突发生了撕脱骨折。这种损伤很少会累及神经组织,通常保守治疗即可。

6.挥鞭伤

车祸的追尾事故会造成脊柱的过伸,进而在反作用力的作用下发生屈曲,同时会造成颈部软组织的损伤。受伤后常会出现颈部疼痛,头痛以及恶心、呕吐,同时也会出现脊髓损伤的症状。这类患者在伤前通常会有一些颈椎增生退变的临床表现,如颈部的不适,手指感觉麻木等。挥鞭伤又称为无影像学异常的脊髓损伤,临床表现主要以中央髓损伤的症状为主,根据颈髓灰质内皮质脊髓束的分布,患者的上肢肌力障碍多明显重于下肢,尤以手内在肌的小肌肉为主,它们有些会在受伤以后很快出现萎缩,造成永久的功能障碍。

(四)治疗方法

下颈椎骨折由于多会造成脊髓的损伤,故一般均需手术治疗。大剂量激素冲击治疗对于脊髓损伤患者的作用已得到了公认。通常建议在术后8小时内就应用,具体方法如下:甲强龙以30 mg/kg的剂量首先在15分钟内迅速静脉滴注,然后暂停45分钟,再按照剂量4.5 mg/(kg·h)连续静脉用药23小时;而如果患者在伤后3~8小时才接受治疗,那么建议静脉用药持续至47小时,即再延长一天。通常单独椎体的骨折,多采用前路切开复位,将骨折的椎体次全切除,去除脊髓前方的压迫,取自体髂骨或 mesh 支撑前方,再用钛钢板内固定。而对于骨折脱位的病例,最好术前进行颅骨牵引复位,位置满意后再行手术治疗。如果小关节的交锁经闭合方法无法纠正,则需后路切开,用磨钻去除部分下位椎体的上关节突,再将脱位复位,然后可以一并行相邻椎体的椎弓根或侧块固定,因为后路固定的生物力学强度优于前路,尤其是椎弓根螺钉固定。而如果术者对后路固定不熟悉,也可以采用后前路联合的入路,即再采用前路进行植骨内固定术。

(五)预后与康复

下颈椎损伤的预后直接与脊髓损伤的严重程度有关。患者的膈神经一般很少累及,故膈肌还有功能,所以患者术后仍有可能依靠自主呼吸生活,同时进行肢体和大、小便功能的康复锻炼。脊髓为不完全损伤的患者,术后可能会有一定程度的功能恢复,特别是术前损伤越轻的患者,术后恢复的可能性越大,预后越佳。术后康复的功能锻炼也很重要,它可以帮助患者借助剩余的神经功能去完成和适应日常的生活。

三、上胸椎骨折($T_1 \sim T_{10}$)

(一)概述

上胸椎($T_1 \sim T_{10}$)由于受到胸廓的限制,相对坚固,不易发生骨折,一旦外界暴力足够大而产生骨折,并由于胸椎管的面积小,通常都会造成严重的脊髓损伤。并且也会合并有胸部的损伤,如单发或多发的肋骨骨折、气胸、血胸或血气胸。

(二)病因病理

胸椎的关节突位于冠状位,呈叠瓦状排列。致伤的暴力通常为屈曲、轴向负荷、旋转、过伸等,或为组合的暴力。最常见的损伤方式为首先出现小关节的骨折,严重时可发生交锁造成椎体的脱位,同时也会伴有相应椎体的压缩或爆裂骨折。

(三)临床表现

患者通常会有患处明显的疼痛,可触及局部的肿胀和畸形。一般脊髓损伤均为完全性,表现为双下肢的截瘫和二便功能障碍。同时还要注意有无胸部损伤的表现,查体并拍片除外肋骨骨折、气胸、血胸或血气胸。X 线片可以发现胸椎的骨折或骨折脱位,而如果损伤发生在 $T_{5/6}$ 以上,肩胛骨的阻挡会影响对病变的观察,故需做 CT 或 CT 重建来明确骨折的部位,MRI 可以了解脊髓损伤的程度。

(四)治疗方法

首先可以采用大剂量激素冲击治疗来努力促进受伤脊髓功能的恢复。接着,待患者一般情况稳定后,即应早期行骨折的复位内固定术。由于患者通常存在小关节的损伤或交锁,故一般都采用后路手术。而如果前方椎体骨折严重,失去了承重能力,则可考虑二期行前路重建内固定手术。

(五)预后与康复

上胸椎损伤的预后直接与脊髓损伤的严重程度有关。患者一般都会有部分的胸式呼吸,而且其膈肌还有功能,所以患者术后仍可依靠自主呼吸生活,同时进行肢体和大、小便功能的康复锻炼。脊髓为不完全损伤的患者,术后可能会有一定程度的功能恢复,特别是术前损伤越轻的患者,术后恢复的可能性越大,预后越佳。术后康复的功能锻炼也很重要,它可以帮助患者借助剩余的神经功能去完成和适应日常的生活。并且胸椎损伤的患者其上肢功能都保持完好,相对于颈椎损伤的患者,可以借助于上肢的力量更有利地进行康复,并且可以自行运转轮椅生活。

四、下胸椎及腰椎的损伤($T_{11} \sim L_5$)

(一)概述

上胸椎由于受到胸廓的限制,而腰骶部($L_4 \sim$ 骶骨)由于受到腰骶韧带的保护,使得二者的活动度显著受限。而胸腰椎的移行部($T_{11} \sim L_2$)活动度大,第11、12 肋骨的保护薄弱,从而造成了该部位更易受伤。同时损伤又按 Denis 提出的三柱理论分型:分别为支撑椎体的前柱和中柱,以及后方的后柱。继而又将骨折分为以下 4 型:压缩骨折、屈曲-牵张型损伤、爆裂骨折、骨折脱位。

(二)病因病理

下胸椎及腰椎的损伤,致伤的暴力通常为屈曲、轴向负荷、旋转、过伸等或为组合的暴力。

(三)临床表现

患者通常会有患处明显的疼痛,可触及局部的肿胀和畸形。一般脊髓或马尾神经损伤可为完全性也可为不完全性,或者也可以无神经损伤的表现。X线片可以发现相应节段的骨折或骨折脱位,需做 CT 或 CT 重建来明确骨折的椎体后壁是否完整及有无椎管内的占位骨块,MRI 可以了解脊髓或马尾神经损伤的程度。查体时可以利用关键肌肉或皮肤区域与神经根支配的对应关系来判断神经损伤的平面及程度。

1.压缩骨折

这种损伤最常见,椎体受到屈曲的外力作用,使得前柱损伤,高度丢失,而椎体的后壁和后柱完整,CT 平扫显示椎管内没有骨折块占位,故患者通常没有神经损伤的表现,这种骨折常见于高处坠落伤,故有可能伴有跟骨的骨折。而另一方面,随着人口的老龄化,老年人的骨质疏松性椎体压缩型骨折也日益增多,这些患者通常无或只有轻微的外伤史,即出现腰背部的持续疼痛。X 线片通常显示椎体普遍的骨质疏松,病椎常会被均匀的压缩。

2.屈曲-牵张型损伤

屈曲-牵张型损伤,常见于机动车事故中,两点固定的安全带损伤。椎体所受牵张作用力的瞬时旋转中心位于椎体的前方,使得后柱、中柱和前柱依次发生水平方向上的断裂,断裂可以主要发生在骨质上(又被称为 Chance 骨折),也可发生在韧带上,或者两者均有。正位片上可以发现棘突间距增宽,侧位片上可以发现椎体的后方高度增加。Chance 骨折通常不造成神经损伤,除非存在明显的骨折移位,而在这种情况下,该损伤应归为不稳定的骨折脱位。

3.爆裂骨折

椎体的前方和后方都受到轴向作用力,而造成前、中柱的损伤。而轴向的负荷又会造成椎间盘内的髓核压力增高,引起纤维环的应力增加,从而使得纤维环附着的椎体终板及其附近的骨质在巨大剪式应力的作用下发生骨折,并向椎管内移位。高处坠落并以足跟着地是典型的受伤机制。在侧位片上,可以显示出椎体高度的丢失。在正位片上,可以观察到椎弓根或棘突间距增宽。有些爆裂骨折还会伴有成角和旋转的畸形。典型的爆裂骨折其后柱是完整的,然而在屈曲作用力下,随着后凸畸形的加大,椎体的后方韧带复合物也会发生断裂,形成不稳定的爆裂型骨折。Denis 又将爆裂型骨折分为 5 型:A 型,上下终板均发生了骨折;B 型,仅上终板发生了骨折;C 型,仅下终板骨折;D 型,骨折伴有旋转;E 型,伤椎伴有侧方的楔形变。椎体后壁粉碎的骨折块会向椎管内移位,造成脊髓或马尾的压迫,从而造成神经功能的损害。

4.骨折脱位

椎体的骨折脱位常是多个方向的作用力组合作用的结果,如屈曲、伸展、旋转和剪切等,它们会造成椎体所有三柱的损伤。骨与韧带结构通常都会发生断裂。Denis又将骨折脱位分成以下几型。

(1)屈曲旋转型:椎体的前柱受到屈曲和旋转的作用力,而中柱和后柱主要受到来自沿Y轴旋转的暴力而发生骨折,骨折线通常经过间盘或椎体。

(2)剪切型:剪切暴力也可以造成椎体所有三柱的损伤。它又分为两型:分别为后前剪切型和前后剪切型。在前者,暴力直接作用于后背,使上位椎体发生明显的向前移位,而椎体本身通常是完整的。由于下位椎体小关节的朝向会限制骨折椎后弓的向前移位,从而造成后弓的多发骨折。最终椎板会与向前脱位的椎体分离,形成漂浮-游离的椎板。硬膜撕裂也时常发生。而当剪切力是由前向后时,骨折椎后弓由于不受下位椎体小关节的朝向限制,会明显向后侧移位,造成神经损伤。

(3)屈曲-牵张型骨折脱位:它与屈曲-牵张型chance骨折的主要区别在于它会发生明显的移位。这是一种非常不稳定的骨折,通常伴有严重的神经损伤、硬膜撕裂和腹内脏器的损伤。

(四)治疗方法

首先可以采用大剂量激素冲击治疗来努力促进受伤脊髓或马尾神经功能的恢复。接着,待患者一般情况稳定后,即应早期行骨折的复位内固定术。如果患者骨折椎体碎裂不重或存在小关节的损伤或交锁,一般都采用后路手术进行撑开复位内固定术;而如果前方椎体骨折严重,失去了承重能力,则可考虑一期或二期行前路重建内固定手术。如果患者仅为前、中柱的损伤,后柱完整,则可行一期前路减压内固定术。而如果骨折已为陈旧性,则应行后路的截骨矫形术。

(五)预后与康复

下胸椎和腰椎损伤的预后直接与脊髓或马尾神经损伤的严重程度有关。患者可以在术后早期进行肢体和二便功能的康复锻炼。神经不完全损伤的患者,术后可能会有一定程度的功能恢复,特别是术前损伤越轻的患者,术后恢复的可能性越大,愈后越佳。术后康复的功能锻炼也很重要,它可以帮助患者借助剩余的神经功能去完成和适应日常的生活。并且这类损伤的患者其上肢功能都保持完好,可以借助于上肢的力量相比颈椎损伤的患者更有利地进行康复,并且可以自行运转轮椅生活。

第六节 脊 髓 损 伤

一、概述

据估计,我国现有脊髓损伤患者超过 200 万人,并且以惊人的速度在增长,受伤者以中青年损伤为最多。其中交通事故发生率最高,其次为高处坠落伤,两者约占所有损伤的 3/4。高龄患者即便发生像摔倒这样的轻微外伤也可能发生脊髓损伤。

二、病因

脊椎损伤中脊髓损伤发生率很高(占全部脊椎损伤的 40%～60%)。有一种发生于颈椎部位的脊椎损伤,X 线上无骨折脱位而患者表现为完全性瘫痪,称为无骨折脱位性脊髓损伤。高龄患者原来伴有后方骨质韧带增生造成脊髓压迫,常发生过伸展损伤。小儿脊髓损伤约占 30%。小儿脊柱活动性大,过度屈曲或过度伸展会发生脊髓的牵拉损伤。另外枪伤、切割或刺伤会造成开放性脊髓损伤。

三、好发部位

脊椎损伤好发部位为中下颈椎和胸腰交界部。颈椎与胸椎以下损伤比率为 3∶1。受伤原因中,颈椎损伤多为交通事故、高处坠落伤、摔倒或外伤,胸髓以下损伤多发于坠落伤。

四、分类

脊髓损伤是对脊髓实质的机械性破坏,包括脊髓内出血、脊髓实质的循环障碍、代谢障碍、生化学障碍。

脊髓休克出现于重度脊髓损伤之后。损伤脊髓水平以下运动、感觉功能和脊髓反射消失,自主神经功能停止。下位脊髓功能一般在 24 小时之内恢复。

(一)从临床的角度分类

从临床的角度,根据患者瘫痪的程度可分为完全瘫痪和不全瘫痪,根据损伤部位可分为四肢瘫痪和截瘫(表 8-1)。

表 8-1　脊髓损伤后功能丧失分类（Stauffer 分类）

损伤部位	运动、感觉丧失	分类
脑干～C_1	颈，上肢，下肢，横膈膜	颈髓麻痹
C_2～C_3	上肢，下肢，横膈膜	呼吸麻痹，四肢瘫
C_4～C_8	上肢，下肢	四肢瘫
T_1～S_1	下肢	截瘫
S_2～S_5	直肠，膀胱	会阴麻痹，截瘫

1.完全瘫痪

脊髓损伤后感觉、运动功能、深部反射完全消失称为完全瘫痪。

2.不全瘫痪

脊髓损伤髓节以下髓节支配区域感觉、运动和深部反射功能部分丧失。如果四肢瘫痪，而骶髓支配区域的会阴部感觉或肛门括约肌随意收缩功能尚存也为不全瘫痪，称为骶髓回避，瘫痪改善的可能性较大。

（二）根据脊髓横断面上损伤部位分类

由于脊髓横断面上损伤部位不同，致灰白质的部分损伤，使残存功能不同。主要存在如下类型（图 8-1）。

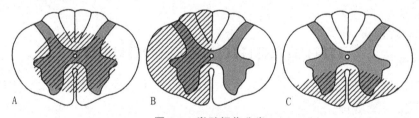

图 8-1　脊髓损伤分类

A.中心性脊髓损伤，图中斜线部分为损伤区域。脊髓灰白质内侧部分受损伤，伤后四肢瘫痪，但上肢重于下肢，伴有分离性感觉障碍。B.脊髓半侧损伤，图中斜线部分为损伤区域。脊髓损伤后，一侧上下肢运动、深部感觉障碍，而对侧浅感觉障碍。C.前部脊髓损伤，图中斜线部分为损伤区域。脊髓灰白质前侧部损伤，脊髓损伤后，四肢运动、浅感觉障碍，而深感觉残存。

1.中心性脊髓损伤

脊髓灰白质内侧部分受损伤，伤后四肢瘫痪，但上肢重于下肢，伴有分离性感觉障碍。

2.脊髓半侧损伤

脊髓损伤后，一侧上下肢运动、深部感觉障碍，而对侧浅感觉障碍。

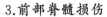

3.前部脊髓损伤

脊髓灰白质前侧部损伤,脊髓损伤后,四肢运动、浅感觉障碍,而深感觉残存。

(三)其他分类

根据损伤部位可以将脊髓损伤可分为四肢瘫痪和截瘫。

1.四肢瘫痪

脊髓损伤后四肢感觉、运动功能消失。

2.截瘫

胸髓、腰髓和骶髓损伤后,双下肢感觉、运动功能障碍。

五、并发症

脊髓损伤后感觉、运动和反射障碍,自主神经障碍导致脏器组织并发症的发生。骶髓损伤主要导致排尿障碍、排便障碍,中位胸髓、腰髓损伤导致消化器官、泌尿器官障碍,上位胸髓、颈髓损伤导致呼吸障碍和循环障碍。

(一)排尿障碍

脊髓损伤后,骶髓、盆内脏神经、阴部神经组成的排尿反射通路受阻断,膀胱弛缓性麻痹,尿闭(急性期)。尿闭时需要导尿,以避免尿路感染症,注意尿道憩室、尿路结石等并发症。

(二)消化器官障碍

交感神经阻断、迷走神经功能不全,致消化器官运动分泌功能障碍,主要是麻痹性的,形成急性胃扩张、消化性溃疡、宿便。肛门括约肌麻痹,排便障碍。

(三)呼吸障碍

C_4 以上部位的完全性脊髓损伤,膈神经支配的呼吸功能丧失,只能靠人工呼吸器来维持生命。而 C_4 以下部位脊髓损伤,肋间神经支配的呼吸功能丧失。这时气道分泌物增加、痰液潴留,换气不全致呼吸障碍,胸廓反常运动、膈肌疲劳致呼吸不全,肺不张,合并重度肺炎。

(四)循环器官障碍

交感神经受阻断,相对的迷走神经占优势,血管运动神经受阻断,使血管扩张,血管通透性增加,脉搏降低,血压低下,循环血流量减少,静脉回流障碍,全身水肿,肺水肿。

（五）压疮

骶骨、大转子、跟骨、坐骨结节部等骨隆起部位好发。通过定时变换体位来预防。

（六）其他特有的并发症

过高热，低体温，异位性骨化，迟发性脊柱变形，外伤性脊髓空洞症。

六、临床表现

（一）颈髓损伤

1.上位颈椎部（枕部～C_2椎体：C_1～C_3髓节）

完全瘫痪病例伴有膈肌的麻痹，可能致命；不全瘫患者可能生存。怀疑上位颈椎损伤的病例，对瘫痪程度详细评价后，优先上呼吸机。神经学主要表现为四肢瘫痪，少见情况下表现为交叉瘫痪和洋葱皮样症候群。

2.中下位颈椎部（$C_{2/3}$椎间～C_7/T_1椎间：C_4～T_2髓节）

横断性损伤表现为完全性四肢瘫痪和胸廓运动障碍，如伴上位损伤则存在呼吸障碍。椎间盘部位损伤髓节，导致水肿和血肿，表现与颈椎病相似。如 $C_{5/6}$ 椎间盘损伤则一般损伤 C_7 髓节，颈椎损伤部位不同，损伤的相应的髓节不同，残存的上肢功能也不同（表 8-2）。

表 8-2 颈髓损伤后残存肌肉和残存运动功能

损伤水平	主要残存肌肉	残存运动功能
C_4	横膈肌	腹式呼吸
C_5	三角肌、肱二头肌	肩外展，肘屈曲
C_6	桡侧腕长、腕短伸肌	伸腕
C_7	肱三头肌	伸肘
C_8	指深屈肌、指浅屈肌	屈指
T_1	手内在肌	小指外展

中下位颈椎损伤多为不全瘫痪。据统计约占 80%。不全瘫痪主要有如下表现，Brown-Sequard 综合征（脊髓半侧瘫痪），中心性颈髓损伤，前部颈髓损伤。中心性脊髓损伤常见于高龄患者不慎摔倒，前额部着地，致颈椎过伸展损伤。脊髓灰白质中心性损伤，下肢功能影响较小，可能自主排尿，而上肢功能影响较大，可能残留手指运动功能障碍。

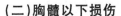

(二)胸髓以下损伤

1.上中胸椎部(T_1椎体～$T_{10/11}$椎间；T_3～L_2髓节)

由于胸廓的强力支撑作用,这个部位的脊椎损伤频率较低,脊髓损伤的发生率低。一旦损伤多为完全性瘫痪。上位胸髓损伤会造成肋间肌麻痹,引起呼吸障碍。

2.胸腰移行部(T_{11}～L_2椎体；L_3～S_5髓节)

此部位为脊髓损伤的好发部位。完全瘫痪的发生率为70%～80%。损伤的部位主要为脊髓圆锥上部各圆锥部,也可能损伤到马尾,表现为腰髓神经根和骶髓神经根损伤症状。脊髓、神经根完全损伤表现为双下肢完全瘫痪,脊髓完全损伤而脊髓通过部马尾大部分免除损伤,双下肢感觉、运动功能保存。脊髓圆锥损伤,膀胱直肠功能障碍,伴会阴区感觉障碍。

3.腰椎部($L_{2/3}$椎间至骶椎；马尾)

马尾损伤的发生率较低。多表现为双下肢不全瘫痪,特别是下肢髋关节外展肌运动障碍。

七、诊断标准

诊断应以救命处置为优先,保证脊髓损伤患者的生命体征平稳,在全身管理过程中确保损伤脊椎固定。

(一)神经学诊断

1.脊髓损伤的判定

完全瘫痪和不全瘫痪的诊断首先应确认不存在脊髓休克。

如球海绵体反射和肛门反射阳性则可判断不存在休克。前者用手握龟头,留置尿管的用手牵拉尿管,后者用针轻刺肛门周围皮肤,引起肛门括约肌收缩。

一般受伤后24小时内脊髓休克恢复。

2.脊髓损伤的部位诊断

正常感觉、运动功能所对应的最下位髓节为脊髓损伤水平面。脊髓内部水肿、血肿形成会造成麻痹区向头侧上升,因此必须随时观察。可在患者皮肤上直接描记出感觉障碍的上限,以供日常观察对比。

3.横断位诊断

感觉障碍的对称性和非对称性,运动障碍的对称性和非对称性,上下肢损伤程度的差异,完全性和部分性反射障碍,推测横断位主要损伤部位(中心性、前部、后部、半侧损伤)。

4.重度的评价

完全瘫痪和不全瘫痪的区别。瘫痪程度可用 Frankel 评分法分为 A～E 共5 个阶段。

A.感觉、运动完全消失。

B.运动完全消失,感觉部分存在。

C.有部分运动功能,但不能抵抗地心引力。

D.存在运动功能,能步行,但较正常差。

E.感觉运动功能正常。反射可能异常。

(二)脊椎损伤部位诊断

采用单纯 X 线像、断层 X 线像和 CT 来评价骨折脱位的平面。一般的移位最大或椎管最狭小的部位为脊髓损伤部位。

(三)MRI 诊断

通过 T_1 和 T_2 加权像上脊髓形态和髓内信号变化和范围,推断脊髓状态,同时推定预后。脊髓形态的变化包括肿胀、压迫和断裂。髓内信号变化,急性期时 T_2 加权像低信号(出血),慢性期 T_1 加权像低信号,T_2 加权像为高信号(脊髓软化,囊肿改变)为高度损伤的典型所见。

(四)其他诊断方法

造影 X 线诊断:脊髓造影和 CTM。电生理学的诊断:脊髓诱发电位、体感诱发电位和运动诱发电位。

八、治疗方法

可分为治疗初期(受伤 1 个月以内)和慢性期(受伤 1 个月以上),受伤初期的治疗决定损伤者的预后。

初期治疗的主要目标是全身管理保持生命体征平稳,脊椎复位固定,脊髓减压保护脊髓,预防早期并发症。慢性期治疗:治疗迟发性脊柱变形,治疗迟发性脊髓损害,慢性期并发症的处置,早日下床,回归社会。

(一)初期治疗

1.全身管理以保证生命

(1)呼吸管理:颈髓损伤,对于呼吸障碍者,应采用人工呼吸确保通气。所采用的人工呼吸不适合用经口气管插管,原则上采用气管切开术。定期吸引排痰,预防肺炎、肺不张。

（2）循环管理：进行起立训练，避免体位变换引起直立性低血压。预防血栓性静脉炎和深部静脉血栓症。

（3）消化器官管理：预防胃十二指肠溃疡。有必要行经鼻的胃管持续吸引，以预防麻痹性急性胃扩张。

（4）尿路管理：受伤后出现尿闭，应该导尿，采用间歇导尿法或持续导尿法。间歇导尿法注意预防感染，保持膀胱容量 $300\sim400$ mL。持续导尿法长期留置尿管，膀胱容易失去伸展性，导致容量变小，应尽早拔除。对于核上型膀胱，利用注水法确认排尿肌反射恢复，开始利用刺激法进行排尿训练。实际可通过叩击下腹部或摩擦会阴部和肛门周围皮肤进行。骶髓马尾损伤所致的核下型膀胱，可采用手压腹部（Crede 法）进行排尿训练。患者自己应学会自行导尿。

2.脊髓损伤药物疗法

对于脊髓损伤的继发损伤的治疗，实验室证实有多种药物有效。

（1）肾上腺皮质激素治疗：临床上主要是甲强龙的大剂量应用。肾上腺皮质激素作为细胞膜稳定剂能保持神经细胞膜的通透性及血管的完整性，减少细胞内钾的丢失，抑制儿茶酚胺的代谢与积聚，预防及减轻脊髓水肿。美国 NASCIS 建议，在脊髓损后 8 小时内，经静脉初次给予 30 mg/kg，此后给予 5.4 mg/（kg·h）持续23 小时。

（2）脱水治疗：应用静脉点滴甘露醇、甘油、尿素、β-七叶皂苷钠及低分子葡萄糖酐等脱水剂以预防及治疗脊髓水肿，可减轻其所造成的继发性脊髓损害。

（3）鸦片类拮抗剂：在中枢神经损伤时，有大量的内源性类鸦片及其片段的释放，使脊髓血流自身调节能力丧失，而导致动脉压下降，血流减少，使用鸦片拮抗剂可以阻止这种病理生理作用，从而提高中心动脉压，增加脊髓血流量，改善神经功能恢复。这类药物常用的如纳洛酮。

（4）抗儿茶酚胺类药物（如利血平）：脊髓损伤组织中去甲肾上腺素（NE）的集聚是使脊髓出血坏死的重要因素，抗儿茶酚胺类药物能减少去甲肾上腺素的合成，从而减轻脊髓出血坏死。

（5）Ca^{2+} 通道阻滞剂：能有效地阻止 Ca^{2+} 涌入细胞内，可以阻断蛋白酶、脂酶的激活，ATP 产生机制的破坏，兴奋性氨基酸的释放。临床常用的有尼莫地平。

（6）神经营养药：甲钴胺系血液、脊髓液中的辅酶 VB_{12} 及甲钴胺制剂，通过对甲基转换反应，促进核酸-蛋白-脂质代谢，增加 DNA、RNA 和髓鞘脂质卵磷脂的合成，有利于损伤神经组织的修复；改善神经组织的代谢，促进轴索及其蛋白质的合成,保持轴索的功能;抑制神经组织异常兴奋性的传导。

神经节苷脂(GM-1):促进神经细胞的生成,轴突生长和突触生成;对损伤后的继发神经退化有保护作用——降低糖耗率;改善细胞膜酶的活性,减轻神经细胞水肿;选择性地对抗兴奋性氨基酸的活性;促进各种原因所致的中枢神经系统损伤的功能恢复。

其他促神经生长药物:如转化生长因子-β(TGF-β)、神经生长因子(NGF)、脑源性神经生长因子(BDNF)、神经营养因子-3(NT-3)和胶质源性神经生长因子(GDNF)等。

(7)自由基清除剂:超氧化物歧化酶(SOD)和 α-生育酚(维生素 E)等。脊髓损伤后膜的乳过氧化物酶(LP)反应的最终产物丙二醛和游离脂肪酸释放显著升高,而超氧化歧化酶活性显著降低。超氧化歧化酶是超氧自由基的特异性清除酶,能明显减少自由基介导的脂质过氧化损伤,稳定溶酶体膜,从而对神经细胞起保护作用。

(8)酶类药物:蛋白溶解性酶、透明质酸酶、胰蛋白酶和弹性硬蛋白酶等。减轻脊髓损伤后的炎性和神经胶质反应,减少胶质瘢痕形成,为轴突再生创造条件,并使血管易长入损伤部。

(9)改善微循环药物:可改善损伤组织的微循环,减少缺血坏死,保存脊髓白质及部分灰质,促进神经功能恢复。如东莨菪碱、丹参注射液和红花注射液等。

(10)兴奋性氨基酸受体阻滞剂:兴奋性氨基酸受体的过度兴奋可引起大量 Ca^{2+} 内流,导致迟发性神经细胞损害和最终死亡。天门冬氨酸和谷氨酸可与这些受体结合,阻断兴奋性氨基酸的作用。非竞争性选择性 NMDA 受体拮抗剂 801 可使神经的病死率从 74% 降到 10%。更新型的 NMDA 受体拮抗剂——广谱兴奋性氨基酸拮抗剂——犬尿氨酸盐动物实验有效。Wahlestedt 利用分子生物学技术制造抗过敏性寡脱氧核苷酸类,直接抑制 NMDA 受体的蛋白质成分,使脑梗死的体积减少。

3.高压氧治疗

脊髓损伤最重要的发病机制是微血管阻塞缺血或出血,造成脊髓缺氧或水肿,甚至引起脊髓轴索断裂、分层和广泛的溃散。高压氧可提高脊髓的血氧含量和血氧分压,0.1 mol/LPa 空气下脊髓氧分压为 1.95~3.90 kPa(15~30 mmHg);在 0.3 mol/LPa 氧下,脊髓氧分压提高到 58.5~72.8 kPa(440~550 mmHg),是常压下的 3~4 倍,同时氧在组织中的弥散半径也从常压下的 30 μm 增加到 100 μm,从而给脊髓组织提供了充足的氧气,增加了脊神经有氧代谢,使受损脊髓细胞的功能得以恢复。高压氧还可使血管收缩,减轻脊髓水肿,保护可逆性损伤的神经组织,有助于神经功能的恢复。

4.脊椎减压固定和脊髓减压保护

(1)保守疗法:对于完全瘫痪而脊椎不稳定性较小的,可采用头颅牵引、反张位复位法复位,整复脱位后,使用支具固定到骨愈合为止。

(2)手术疗法:脊髓损伤后手术目的,第一就是脊髓减压。减压主要有如下方面,①损伤的脊椎复位,复位脱位的脊椎;②从前方或后方去除椎管内骨片、椎间盘组织和血肿;③减压后,行脊椎重建固定术。

手术通常在受伤后 24 小时以上进行。对不全瘫痪病例,其骨折和脊髓损伤适合手术治疗。而对完全瘫痪例,术后瘫痪改善程度较小,手术的目的主要是改善脊椎的不稳定性,复位后固定。少数情况下,瘫痪水平迅速上升,短期内造成脊髓损害障碍扩大,应急诊行椎弓切除脊髓减压术,并同时应用固定。

5.并发症的预防和早期康复

(1)压疮:预防办法是定时体位变换,每天 1 次以上的皮肤擦拭,保持干燥,改善低蛋白血症。

对于压疮的治疗可用理疗法(空气浴、日光浴),防止感染加剧。对于大而深的压疮采用手术疗法(在骨隆起部位切除压疮部软组织,可用皮瓣或肌皮瓣覆盖关闭切口)。

(2)感染症:预防呼吸道感染,第一是加强体位引流,严格按照呼吸道管理方案对患者进行呼吸道管理;第二是呼吸训练,帮助并指导患者进行膈肌训练及呼吸肌训练,维持胸廓的活动度;第三是早期手术,早期抬高床头,早期下床(轮椅活动),同时进行呼吸训练,这些都是降低呼吸道感染,从而降低患者病死率的重要因素。

预防尿路感染,脊髓损伤后发生尿闭应该导尿,间歇导尿可明显降低脊髓损伤患者的泌尿系统感染率已经成为国际上的共识,采用方法包括无菌间歇导尿、清洁间歇导尿、定期更换尿管、耻骨上膀胱造瘘、反射排尿、压腹排尿、骶髓电刺激、人工括约肌、膀胱再造、肉毒素注射等。采用何种方式取决于病情、患者意愿、生活环境、经济情况。

一旦发生尿路或呼吸道感染,应及时采用敏感抗生素控制感染。

(3)关节挛缩:好发部位有肩关节(内收内旋位挛缩)、股关节、足关节(尖足变形)、手指(拇指内收屈曲挛缩,鹫手变形)、足趾(屈曲位挛缩)。预防:各个关节在活动范围内每天被动活动,安静状况下保持中立位。重度挛缩开始可用关节活动度训练,理疗,康复锻炼(被动活动、主动辅助活动、徒手矫正、伸张运动)。

(4)深静脉血栓合并肺栓塞:发生高峰为伤后 30 天左右,多数作者认为未使用低分子肝素前的发生率在 20%～30% 之间。较老的女性、四肢麻痹的男性、肥胖、癌症的患者 DVT 的发生率较高。早期使用低分子肝素、下肢气压助动泵可有效减少深静脉血栓的发生,且两种方法疗效相当。

(5)低钠血症:脊柱脊髓损伤患者低钠血症的发生率与患者脊髓损伤平面和程度有相关性。其原因与过量水负荷、脊髓损伤后肾脏排水保钠能力下降等因素有关。

治疗原则以积极预防为主,一旦发生低钠血症,应予补充钠盐并适度限水。必须注意急性重度低钠血症有致脑水肿的可能。一旦出现神经精神症状,要尽快静脉滴注高渗盐水,以及脱水和严格限水治疗。

脊柱脊髓损伤患者低钠血症的一般预后良好,但如果忽视急性重度低钠血症致脑水肿的可能,治疗不及时可导致患者呼吸衰竭、昏迷,甚至死亡。

(6)早期康复:主要目标是预防并发症,维持强化残存肌力。①预防并发症,参照压疮和关节挛缩并发症的预防。②残存肌力的维持和强化。③运动疗法,评价肌力。徒手肌力 2 级的可通过辅助自主活动,徒手肌力 3 级以上的开始自主活动,以后可行对抗运动。④理疗,电疗,特殊的低频波疗法也有效。⑤肺理疗,强化残存的呼吸功能,辅助咳痰或体位性排痰。

(二)慢性期治疗

1.麻痹性脊柱侧凸

小儿期发生的脊髓损伤,成年以后会发生进行性的脊柱侧凸。需要支撑才能步行或坐位,骨盆高度倾斜,侧弯凸侧坐骨部压疮形成。轻度非进行性的麻痹性脊柱侧凸,不需要积极治疗,应长期随诊观察;如侧凸曲度超过 20°(Cobb 法),并有加重趋势,则应予以脊柱矫形支具治疗;如果脊柱侧凸曲度过大,并有进行性加重趋势,则应考虑手术治疗。支具和手术的目的是矫正脊柱畸形,控制畸形发展,从而使患者不用双上肢支撑就能保持躯干直立,躯干活动不感到疲劳。治疗应有明确目的,即能解决什么问题,能达到什么功能恢复,如术后患者恢复坐、站、扶拐行走、坐轮椅活动等。切忌脱离患者的具体情况,进行无用的过分治疗或治疗不足。

2.迟发性脊髓障碍

造成的主要原因是迟发性脊柱变形、外伤性脊髓空洞。迟发性脊柱变形采用脊髓减压、脊柱变形矫正术,外伤性脊髓空洞症行空洞硬膜下腔交通术,空洞腹腔交通术,脊髓大网膜移植术。

3.慢性期并发症的处置、管理

(1)尿路管理:核上型、核下型膀胱都要行排尿训练。除了排尿训练之外,可辅助自己排尿,药物疗法,经尿道括约肌切除术。尿路并发症中的问题,细菌感染采用高压排尿法。

(2)异位性骨化:好发于麻痹区域关节周边(膝、股、肘)。受伤 3 个月前后局部肿胀、发红伴活动受限,多是发生了异位骨化。发生病理不明,挛缩的关节外伤,过度活动度的获得性训练为诱因。治疗法,骨化初期中止关节活动度训练,药物疗法,增大停止后的骨化块行切除术。

(3)痉挛:高位脊髓损伤、下位脊髓前角细胞活动亢进,是导致关节挛缩、压疮、尿路结石、便秘等并发症的诱发因素。预防和治疗法有,去除诱因、药物疗法、伸张运动、电刺激、手术疗法(肌腱切断术、肌腱延长术、神经根切断术等)。

(4)其他:感觉缺失性疼痛(幻肢痛样),自主神经过紧张反射,体温调节障碍等。

4.慢性期康复

通过训练使全身状态改善,损伤脊椎稳定性增强。主要目标是保持坐位和立位,移动动作,ADL 动作,步行动作。实际进行时采用推起训练、起立训练、返寝训练、移动训练等基本的训练方法来强化训练躯体和四肢。

(1)体位及其体位变换:维持良肢位,在康复护理中,身体的正确姿势是极其重要的,正确的体位可防止或对抗痉挛姿势的出现,也叫良肢位。体位的变换有助于预防或减轻痉挛的出现或加重。可预防肌肉-骨骼的畸形。定时体位变换有助于并发症的预防,特别是压疮及循环问题的出现。

当病情允许时应鼓励患者及早坐起或进入轮椅之前进行抬高床头训练,这样可预防多种并发症,尤其是直立性低血压。卧位至坐位的步骤:从抬高床头→半坐位→坐位→轮椅训练,抬高床头 30°,耐受 1.5 小时后可逐步抬高床头,每日抬高 5°逐步过渡到坐位,也可进行站床训练,能防止直立性低血压。

对颈椎损伤患者可采取腰围、腹带,下肢用弹力绷带或长筒袜,以预防直立性低血压,患者如出现不适可迅速降低床头,如患者坐在轮椅上,要立即将轮椅向后倾斜,待患者呼吸症状缓解后,缓慢将轮椅恢复原位。

患者进行体位变换后密切观察有无低血压症状:头晕、面色苍白、虚弱、视力模糊等。

(2)被动运动:麻痹肢体的被动运动,可以促进血液循环,保持关节和软组织的最大范围。在患者受伤入院的第一天就要开始进行这种训练。要每天进行两次被动运动,一直持续到患者能够进行主动运动,并且能够靠自己的力量保证充分的关节活动范围为止。进行被动运动,患者每个肢体每次大约活动 5 分钟,被动运动的大部分时间用于肢体缓慢的整体活动,以促进血液循环。

另外,每个始于近端而在远端负重的关节,包括掌、跖的关节,都要进行数次全范围的活动,并要以适当的活动形式防止出现肌肉短缩。关节被动运动操作要缓慢、轻柔,并有节奏地进行,以避免损伤既无感觉又未受保护的关节和其他麻痹的组织结构。被动运动时,还一定要考虑到患者的既往病史和年龄因素的限制。

(3)除了这些基本动作以外,还有车椅子训练,步行训练,ADL 训练(吃饭、洗脸、更衣、入浴)。

九、预防与康复

脊髓损伤的预防胜于治疗。包括预防脊髓损伤的发生、预防脊髓损伤的加重及预防脊髓损伤并发症的发生。

伤前预防脊髓损伤的发生,把握发生时机,开发改良防备工具,整治竞技场和练习场,检查练习法和练习时间(回避疲劳时段),训练肌力、持久力、机敏性,增强运动能力。

伤后预防脊髓损伤的加重。外伤后脊髓损伤程度加重的原因,多数是由于不恰当的初期搬动和运送所致,脊椎损伤合并脊髓损伤者,大多数脊柱稳定性受到破坏,如果现场急救搬运或运送不当,影响到脊柱的稳定性,则有可能加重脊髓损伤程度,使不完全性脊髓损伤加重甚至成为完全性脊髓损伤。伤后预防的主要措施:脊柱脊髓损伤患者能及时得到急救组织的救助;组织受过急救训练的人员进行急救,正确进行脊柱脊髓损伤患者的搬运或运送;及时送达具有脊柱脊髓损伤治疗经验的医院进行及时的治疗。

预防脊髓损伤的并发症。脊髓损伤的并发症是其死亡的主要原因,常见并发症包括呼吸道感染、肺栓塞、压疮及感染、低钠血症、直立性低血压、窦性心动过缓、自主神经过反射、泌尿系统感染、膀胱结石、肾积水、肾衰竭、瘫肢痉挛、截瘫神经痛、异位骨化、抑郁症等。清楚地认识这些问题,及时有效采取相应的预防措施,能预防或减少这些并发症出现的概率和严重性,从而降低脊髓损伤患者的病死率。

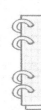

参考文献

[1] 叶启彬,匡正达,陈扬,等.脊柱外科新进展[M].北京:中国协和医科大学出版社,2019.

[2] 陈世杰.实用脊柱外科与骨创伤诊疗学[M].天津:天津科学技术出版社,2019.

[3] 吴成如.现代脊柱外科技术[M].长春:吉林科学技术出版社,2019.

[4] 李咸周.骨与脊柱外科疾病处置实践[M].长春:吉林科学技术出版社,2019.

[5] 宋钦勇.脊柱外科与骨创伤临床应用学[M].天津:天津科学技术出版社,2019.

[6] 李波,陈静,王接应,等.脊柱外科基础与手术[M].北京:科学技术文献出版社,2018.

[7] 宋洁富.现代脊柱外科技术与临床应用[M].北京:科学技术文献出版社,2019.

[8] 周大勇.骨质疏松性骨创伤疾病诊疗学[M].天津:天津科学技术出版社,2019.

[9] 丁昌伟.脊柱外科诊疗技术[M].长春:吉林科学技术出版社,2018.

[10] 王新国.新编创伤骨科学[M].天津:天津科学技术出版社,2019.

[11] 李京才.临床脊柱外科治疗学[M].长春:吉林科学技术出版社,2017.

[12] 孔维军,谷效斌,纳强.脊柱外科临床诊治技术及应用实践[M].上海:上海交通大学出版社,2018.

[13] 张新潮,汪正宇,杜明奎,等.脊柱外科手术学[M]北京:科学技术文献出版社,2017.

[14] 金永利.实用创伤骨科学[M].昆明:云南科技出版社,2019.

[15] 李克功.脊柱外科微创技术精要[M].北京:科学技术文献出版社,2017.

[16] 陈雷.临床脊柱外科诊疗技术[M].北京:科学技术文献出版社,2017.

[17] 刘天峰.现代创伤骨科学[M].天津:天津科学技术出版社,2019.

[18] 王鹏飞.脊髓脊柱神经外科治疗新进展[M].北京:科学技术文献出版社,2018.

[19] 田纪伟.新编脊柱外科手术学[M].北京:科学技术文献出版社,2017.

[20] 邝磊,李磊.脊柱外科常用微创技术[M].北京:科学技术文献出版社,2018.

[21] 袁硕.骨与脊柱外科手术学[M].长春:吉林科学技术出版社,2017.

[22] 张宪成.脊柱外科常见病诊断与治疗原则[M].长春:吉林科学技术出版社,2017.

[23] 尹凤举.现代创伤骨科与骨病学[M].长春:吉林科学技术出版社,2018.

[24] 罗春山,丁宇,翟明玉.脊柱疾病基础与手术外科治疗[M].上海:上海交通大学出版社,2017.

[25] 姜志强,段平国,贺海怿,等.实用脊柱外科手术决策与技巧[M].北京:科学技术文献出版社,2018.

[26] 杜宏.临床骨科疾病诊疗[M].上海:上海交通大学出版社,2019.

[27] 万永刚.现代创伤骨科学[M].天津:天津科学技术出版社,2018.

[28] 吉旭彬.骨科疾病诊疗思维[M].北京:科学技术文献出版社,2019.

[29] 冷辉,闫志刚,唐翔宇,等.脊柱外科疾病治疗及微创应用[M].北京:科学技术文献出版社,2018.

[30] 张守翠.骨科疾病诊治实践[M].北京:科学技术文献出版社,2019.

[31] 孙研.新编骨创伤外科治疗学[M].北京:金盾出版社,2018.

[32] 孙志杰.脊柱损伤外科治疗精要[M].长春:吉林科学技术出版社,2017.

[33] 侯军华.实用骨科临床[M].上海:上海交通大学出版社,2019.

[34] 路磊.脊柱外科疾病诊疗和微创技术[M].北京:科学技术文献出版社,2019.

[35] 王飞.脊柱外科与骨创伤综合治疗学[M].天津:天津科学技术出版社,2018.

[36] 葛建平.钢板螺钉内固定治疗四肢长管骨创伤骨折[J].中国药物与临床,2019,19(2):259-260.

[37] 姚艺艺,骆兆配,林进标.外固定架治疗骨创伤的临床特点及治疗效果[J].系统医学,2019,4(14):88-90.

[38] 邓亚军,解琪琪,李文洲,等.3D打印技术在脊柱外科的应用进展[J].中国医学物理学杂志,2019,36(3):360-363..